AF499866

DÉVELOPPEMENT

DE

L'UTÉRUS ET DU VAGIN

LYON. — IMPRIMERIE PITRAT AÎNÉ, 4, RUE GENTIL

DÉVELOPPEMENT

DE

L'UTÉRUS ET DU VAGIN

PAR

LE Dr GUSTAVE IMBERT

ANCIEN INTERNE DES HÔPITAUX DE LYON

PROSECTEUR A LA FACULTÉ DE MÉDECINE DE LYON

PARIS

OCTAVE DOIN, LIBRAIRE-ÉDITEUR

8, PLACE DE L'ODÉON, 8

1883

INTRODUCTION

« Dans l'espèce humaine, la grande fonction de la génération a pour instruments deux ordres d'organes bien distincts : organes de reproduction, organe de gestation et de copulation. Dans toute la série zoologique, ces deux ordres d'organes diffèrent beaucoup l'un de l'autre sous le rapport de leur importance physiologique ; les uns existent constamment, les autres peuvent manquer en partie ou même entièrement. Quel que soit l'être organisé, l'on observe toujours un organe de reproduction, de formation, un *ovaire ;* le vagin et la matrice sont loin d'exister constamment ; ils ne doivent être considérés que comme des parties annexées aux ovaires, destinées à contenir le germe et à lui donner une issue. Au lieu de décrire les ovaires et les trompes comme des dépendances de la matrice, il est plus rationnel et plus philosophique de dire que ce dernier viscère est ajouté ou annexé aux ovaires ou aux trompes. » (Chéreau, *Mémoire sur les maladies de l'ovaire.*)

C'est donc à tort que les Anciens attribuaient la première place à l'utérus, et ce n'est que depuis les travaux de de Baër, de Coste, de Pouchet, que le rôle de l'ovaire dans les fonctions génitales de la femme fut bien compris, et que les idées se modifièrent sur la place qui devait être donnée à cet organe dans la physiologie et la pathologie de la femme.

Ainsi, d'une part, la physiologie nous enseigne que l'utérus et le vagin ne sont que des parties accessoires dans l'acte de la génération; de l'autre, et venant corroborer ce fait, l'anatomie comparée nous montre que ce sont des organes de perfectionnement que l'on ne trouve que chez les vertébrés supérieurs, les mammiferes.

La reproduction est avec la nutrition la plus importante des fonctions organiques fondamentales. C'est la caractéristique des corps vivants, par opposition aux corps sans vie ou inorganiques. Mais cette fonction, qui s'accomplit par des procédés d'une simplicité extrême dans les organismes inférieurs, se perfectionne, se complique et arrive à son maximum d'individualisation et de complexité chez les mammifères.

Au bas de l'échelle des êtres, la reproduction n'est pas autre chose qu'un processus nutritif, un excès de croissance. C'est ainsi que chez les monères, les amibes unicellulaires, lorsqu'un de ces individus a atteint un certain volume, il ne le dépasse pas ; il se divise et l'on a deux moitiés dont chacune forme un nouvel individu qui croît à son tour jusqu'à la limite, puis se divise. Chez d'autres protozoaires, la division ne porte pas sur l'individu entier : c'est un bourgeon qui se détache et forme le nouvel être qui, dans ce cas, est moins âgé et moins volumineux que celui qui le produit ; tandis que, dans la division simple, les produits sont du même âge, et de même valeur morphologique, chez ces êtres inférieurs la reproduction est asexuée. Un seul élément produit, soit par scission, soit par bourgeonnement, suffit à la formation du nouvel être.

A un degré plus élevé, la reproduction devient sexuée, mais se fait d'abord par un mécanisme très simple.

Deux cellules se détachent d'un organisme polycellulaire, et se fondent ensemble pour former un nouvel individu indépendant.

Les deux cellules peuvent être identiques ; mais bientôt, par suite de la sélection naturelle, il se produit entre elles une certaine opposition. Le nouvel individu hérite ainsi des propriétés diverses de chacune des cellules-mères. En s'accentuant, cette opposition progressive des deux cellules génératrices arrive à la différenciation sexuelle ; l'une d'elles devient mâle ou spermatique, l'autre femelle ou ovulaire. Ces deux sortes de cellules sont comprises sur le même individu ; quand elles ont acquis tout leur développement, elles se détachent du feuillet blastodermique dont elles proviennent, et tombent soit dans l'eau ambiante, soit dans la cavité intestinale; elles s'y unissent et se fondent ensemble. C'est ce qui se passe chez les éponges inférieures, et les éponges calcaires, en particulier l'olynthus.

Les zoophytes les plus inférieurs nous montrent donc l'origine fort simple des phénomènes les plus complexes de la reproduction. Ils nous enseignent, en outre, que la première forme sexuelle est l'*hermaphrodisme*.

La séparation des sexes ne se produit que par division du travail.

L'hermaphrodisme domine dans les groupes les plus divers des animaux inférieurs. Chaque individu, parvenu à la période de maturité sexuelle, possède des cellules mâles et femelles, et est capable de se féconder et de reproduire. Et ceci ne s'observe pas seulement chez les zoophytes inférieurs. Un grand nombre de vers, les ascidies, les ascarides, les sangsues, et bien d'autres invertébrés sont hermaphrodites. Depuis les recherches de Waldeyer, on sait que, même chez les vertébrés, sans excepter l'homme, le premier rudiment des organes sexuels est hermaphrodite.

La différenciation s'accentue à mesure que l'on examine des espèces plus élevées. Les sexes se séparent. D'abord la possession des cellules, soit mâles, soit femelles, a été la seule différence entre les individus semblables pour tout le reste. C'est ce que l'on voit pour l'amphyoxus et les cyclostomes. Puis la sélection sexuelle a provoqué le développement des « *caractères sexuels secondaires* » (Darwin), des différences ne portant pas sur les organes sexuels proprement dits, mais sur d'autres parties du corps : la barbe de l'homme, la poitrine de la femme. A partir des zoophytes supérieurs et des vers, on voit les cellules génératrices s'associer en groupes, et former des glandes sexuelles. C'est seulement à partir de ce moment que l'on peut parler d'organes primitifs au sens morphologique. Les glandes sexuelles femelles sont les *ovaires*. Les glandes mâles qui, dans leur forme la plus élémentaire, ne sont aussi que de simples amas de cellules spermatiques, s'appellent *testicules*.

Le développement des cellules sexuelles des deux genres et leur union, durant la fécondation, constituent l'essence de la reproduction sexuée. D'autres organes entrent en jeu chez la plupart des animaux. Les plus importants de ces organes sexuels secondaires sont les canaux d'expulsion chargés de conduire hors du corps les cellules sexuelles à maturité, et les organes copulateurs qui ont pour fonction de porter le sperme fécondant de l'individu mâle à l'individu femelle.

Ces derniers organes existent seulement chez les animaux supérieurs. Ils sont bien moins répandus que les canaux d'expulsion qui, chez tous les vertébrés supérieurs, chez la plupart des vertébrés inférieurs, et même chez les invertébrés supérieurs, existent dans les deux sexes sous forme de conduits tubulés : les *conduits sexuels*.

Chez la femelle, ces canaux conduisent les cellules ovulaires de l'ovaire à l'extérieur : *oviductes*.

Chez le mâle, les mêmes tubes conduisent les cellules spermatiques des testicules au dehors, et portent le nom de *spermiductes* ou *canaux déférents*.

Le mode d'origine de ces conduits est le même chez l'homme et les autres vertébrés; mais il diffère tout à fait chez la plupart des invertébrés. Chez ces derniers, les conduits sexuels proviennent d'ordinaire, soit directement des glandes génitales, soit de la peau, soit du canal intestinal; tandis que, chez les vertébrés, l'expulsion des produits sexuels s'effectue par un système organique indépendant qui, primitivement, avait un tout autre rôle, une toute autre fonction : je veux parler du système rénal primitif. C'est seulement d'une manière secondaire que les canaux urinifères charrient au dehors les produits sexuels, et deviennent des conduits uro-génitaux. Cette confusion secondaire des conduits urinaires et des conduits sexuels en un conduit uro-génital est tout à fait caractéristique pour les vertébrés supérieurs. Nous verrons cependant qu'il manque encore aux vertébrés les plus inférieurs, tandis qu'il existe déjà chez les vers annelés supérieurs, les *annélides*.

C'est donc aux dépens des reins primitifs que se développent les canaux d'expulsion des glandes sexuelles.

Ainsi ces reins primitifs, bien qu'ils soient remplacés de bonne heure par les reins secondaires, organes définitifs de la secrétion urinaire, ne disparaissent pas entièrement. Chez tous les vertébrés, du poisson à l'homme, il ne tarde pas à se former chez l'embryon, à côté du canal rénal primitif, et de chaque côté, un deuxième canal analogue; c'est le *canal de Müller*, du nom de l'anatomiste qui l'a découvert. Les origines des canaux de Müller et de Wolff présentent encore, comme nous le verrons, quelque obscurité. Mais leur développement ultérieur est connu d'une manière à peu près complète : le canal de Wolff se métamorphose en canal déférent, et le canal de Müller en oviducte. Ces deux canaux existent dans les deux sexes; mais, dans chaque sexe, un seul persiste; l'autre disparaît ou persiste atrophié.

Chez les mammifères femelles, les canaux de Müller ne tardent pas à subir d'importantes modifications. Les oviductes se forment seulement aux dépens de leur partie supérieure. La portion moyenne s'élargit en une poche fusiforme à épaisse paroi musculaire dans laquelle se développera l'œuf fécondé, et qui servira à l'expulser lorsqu'il sera arrivé à maturité; enfin la partie inférieure des oviductes forme le vagin qui sert à la fois d'organe d'accouplement, de copulation et de conduit d'expulsion pour le fœtus à terme.

En somme, les organes génitaux sont, au point de vue embryogénique, une dépendance des organes urinaires primitifs. On ne peut donc étudier les uns sans parler des autres; et comme les organes urinaires primitifs sont les premiers, dans l'ordre d'apparition, c'est aussi par eux que doit commencer toute description embryologique ayant trait au système génital.

Division. — Notre premier chapitre sera donc consacré à l'histoire du corps de Wolff. Nous nous attacherons avant tout à en donner une description organographique aussi claire que possible, à montrer nettement sa valeur morphologique. Ceci nous amènera forcément à parler rapidement des organes voisins, de l'allantoïde, du rectum, du cloaque des organes génitaux externes; en somme, de toute la région où vont évoluer les deux organes dont le développement fait le sujet de cette thèse, l'utérus et le vagin. Cette description préliminaire est nécessitée par les connexions intimes qu'affectent entre eux ces différents organes, surtout au début de la vie embryonnaire.

Dans un deuxième chapitre, nous exposerons le développement de l'utérus et du vagin. C'est la partie principale de notre travail. Nous avons cherché à être aussi complet que possible ; nous avons compulsé tous les auteurs français et étrangers dans lesquels nous avons pensé trouver des documents. Mais nous ne pouvons dissimuler la crainte que nous éprouvons d'avoir laissé peut-être échapper quelques mémoires étrangers au sujet desquels nous n'avons pas trouvé d'indications bibliographiques précises.

L'exécution de notre travail, quelque imparfait qu'il soit, nous eût été rendu impossible, grâce à la nécessité de compulser les ouvrages d'un grand nombre d'auteurs anglais et allemands, si le dévouement de nombreux amis n'était venu combler les lacunes provenant de notre ignorance des langues étrangères. Nous ne saurions témoigner ici trop de reconnaissance à MM. Boyer, Borry, Bertrand, Cenas, Devic, Françon et Meurer qui ne nous ont épargné ni leur temps ni leur peine.

Dans un troisième chapitre, nous étudierons le développement des conduits génitaux dans la série des vertébrés, pour montrer le perfectionnement successif de ces organes à mesure que l'on se rapproche des mammifères, et surtout de l'espèce humaine.

Nous terminerons enfin notre travail par un quatrième chapitre portant sur la tératologie des organes génitaux de la femme. Cette étude est intéressante à plus d'un titre. Nous verrons, en effet, que tous ces vices de conformation ne sont que des arrêts de développement à diverses périodes de la vie embryonnaire, et qu'ils se trouvent tous, comme état normal, dans la disposition des mêmes organes chez les vertébrés, disposition que nous aurons déjà décrite dans le chapitre précédent.

DÉVELOPPEMENT

DE

L'UTÉRUS ET DU VAGIN

CHAPITRE PREMIER

EXTRÉMITÉ CAUDALE DE L'EMBRYON
CORPS DE WOLFF

Dès la fin du premier jour d'incubation sur l'embryon de poulet, le blastoderme possède ses trois feuillets, et le mésoderme a été déjà divisé en deux lames par l'apparition de la fente pleuro-péritonéale, sauf sur la ligne médiane où nous verrons apparaître une série d'organes des plus importants. Cette fente est, dès son apparition, très avancée du côté qui sera l'extrémité céphalique. En même temps, le système nerveux central commence à se former sur l'axe de l'embryon par une sorte de reploiement longitudinal du feuillet externe qui pénètre dans le mésoderme.

Dans le courant du deuxième jour, la plaque embryonnaire s'incurve suivant ses bords pour former une gouttière, en même temps que l'extrémité supérieure se ploie en avant pour plonger dans le vitellus.

Pendant le troisième jour, l'embryon n'a pas encore de tête; cependant on peut en distinguer l'ébauche, grâce au développement rapide du système nerveux, surtout au niveau de cette extrémité, où il ne reste pas longtemps à l'état de gouttière. En effet, dès la fin du deuxième jour, cette gouttière s'est formée et transformée en canal qui ne tarde pas à perdre toute connexion avec l'ectoderme, et à présenter des séries de renflements destinés aux différentes parties de l'encéphale.

Par suite de l'incurvation en avant de l'extrémité supérieure s'est formé le capuchon céphalique, d'où résulte un cul-de-sac connu depuis de Baër sous le nom d'*aditus anterior ad intestinum.* Cette extrémité céphalique se développe de plus en plus ; la bouche commence à se montrer. En même temps commencent les arcs branchiaux, les fentes branchiales et les premiers rudiments des organes des sens. Les modifications subies à la même époque par le mésoderme sont des plus importantes ; sur les parties latérales et dès le début est apparue la fente pleuro-péritonéale avec les deux lames fibro-cutanée et fibro-intestinale qui en résultent. De plus, dans la portion médiane qui est restée indivise, se montrent immédiatement au-dessous de l'ectoderme le canal médullaire qui en provient, mais qui est déjà plongé dans le mésoderme, et au-dessous la notocorde qui, pour MM. Robin et Van Beneden, provient du feuillet interne ; la formation est contemporaine de celle du névraxe, et elle résulterait, non pas, à proprement parler, d'une involution, mais d'une gemmation, d'un bourgeonnement du feuillet interne, se faisant de bas en haut.

De chaque côté de la notocorde, et dans le courant du troisième jour, les proto-vertèbres font leur apparition sous forme de petites masses foncées, cubiques, régulières, naissant au milieu de la longueur de l'embryon et symétriquement par rapport au sillon médullaire; peu à peu elles augmentent le nombre, et s'étendent dans toute la hauteur, de chaque côté de la gouttière médullaire.

C'est aussi dans le mésoderme et de très bonne heure qu'apparaissent les vaisseaux sanguins, mais en dehors de l'embryon dans la partie postérieure de la zone transparente, et surtout dans la zone interne de l'aire opaque. En même temps, le cœur a fait son apparition sur la paroi antérieure de l'*aditus anterior;* de sa base partent deux troncs artériels, les deux aortes qui, après avoir formé une crosse au-dessous de la vésicule cérébrale antérieure, descendent de chaque côté des *protovertèbres*.

Ainsi, à la fin du troisième jour, l'embryon est déjà très développé; les différents systèmes sont formés.

Extrémité caudale. — Il est à remarquer cependant que l'extrémité inférieure, l'extrémité caudale n'a pas pris part à ce développement. Ce n'est que dans le troisième jour que cette extrémité, réduite jusque-là à un degré extrême de simplicité, commence à se modifier. Elle était d'abord aplatie, offrant à peu près la forme d'une lame d'épée. Elle s'épaissit, puis s'incurve en avant comme l'extrémité céphalique.

En même temps, les parties latérales se rapprochent de manière à former un cul-de-sac ouvert en haut, et à donner à toute l'extrémité inférieure un aspect que

M. Cadiat compare à un sabot logeant un cul-de-sac inférieure du feuillet interne ou *intestin postérieur*.

Un fait capital, c'est que ce reploiement de l'extrémité terminale ne se fait qu'aux dépens du feuillet interne doublé de la lame fibro-intestinale. L'ectoderme et la lame fibro-cutanée n'y participent pas, ils se rejettent immédiatement en arrière pour aller former l'amnios; ce qui signifie que le mésoderme, au niveau de cette extrémité, s'est comporté comme à l'extrémité céphalique; il s'est scindé par une sorte de clivage en deux lames. Au delà de la partie renflée, terminant inférieurement l'embryon, se trouve donc une fente qui se continue sur les parties latérales avec la fente pleuro-péritonéale, et de cette façon celle-ci entoure circulairement l'embryon.

L'intestin est ouvert, en forme de gouttière, sur toute son étendue, sauf à ses deux extrémités terminées en cul-de-sac, cachées dans les capuchons céphalique et caudal.

Le cul-de-sac inférieur représente simplement l'extrémité terminale de l'intestin, par conséquent le rectum; mais cet état de simplicité ne persiste pas longtemps. En effet, presque en même temps se produisent deux phénomènes : la formation de l'allantoïde et celle de l'anus.

Allantoïde. — L'allantoïde se manifeste sous forme d'une petite dépression qui se creuse dans la paroi antérieure du cloaque et est, dès le début, séparée du cul-de-sac représentant le rectum, par une éminence : l'*éminence allantoïdienne*.

Cette dépression, en même temps qu'elle s'excave de plus en plus, subit un mouvement résultant de l'incurvation de l'embryon d'arrière en avant, en vertu duquel elle s'élève progressivement, de sorte qu'elle finit par se placer au-devant de la portion terminale de l'intestin, dont le bourrelet allantoïdien continue toujours à la séparer; Pendant que son orifice s'élève au point de regarder directement en arrière, puis en arrière et en bas, son extrémité arrondie fait saillie dans la cavité innominée, et finit par l'envahir complètement.

Pendant que la vésicule allantoïde poursuit son évolution, l'intestin, jusqu'alors simple gouttière, se ferme par la soudure des splanchnopleures; l'éminence allantoïdienne s'efface, et l'allantoïde s'ouvre sur la paroi antérieure de la partie terminale de l'intestin. Par suite de son développement, l'allantoïde est devenue une cavité sphérique, en communication par un canal d'une certaine longueur avec l'intestin.

Au niveau de l'abouchement se trouve un éperon, dont la pointe regarde en bas. Lorsque les lames ventrales se formeront pour clore la cavité abdominale, toute la vésicule allantoïde et une partie de son canal resteront en dehors de cette cavité; une partie seulement du canal sera incluse : sa partie inférieure formera la vessie, et la partie supérieure, l'*ouraque*.

Orifice anal. — Jusqu'alors l'extrémité inférieure du cloaque était fermée. L'orifice anal va se produire de dehors en dedans et en un point nettement marqué sur la face dorsale de l'embryon, par une dépression qui se trouve immédiatement au-dessus du point de départ du repli amniotique; c'est la dépression sous-caudale qui correspond elle-même exactement à l'éminence allantoïdienne. Dès la fin du troisième jour, ainsi que l'a montré M. Cadiat, cette dépression du feuillet externe envoie vers la face intestinale de l'embryon une sorte de bourgeon épithélial qui tend à se joindre à la couche de cellules du feuillet interne ; c'est ainsi que se fait la jonction de l'épithélium cutané avec l'épithélium intestinal. M. Cadiat insiste sur ce fait que ceci se passe de très bonne heure. L'anus se développe à la même époque que l'allantoïde, ce sont deux formations simultanées.

La plupartdes auteurs placent, au contraire, la formation anale ou cloacale vers le cinquième jour. Quelques heures après que le bourgeon épithélial a réuni les deux feuillets, il se creuse d'une cavité (bourse de Fabricius) ; et de cette façon, la cavité commune à l'intestin postérieur et à l'allantoïde s'ouvre à l'extérieur.

Cet enfoncement, tapissé de cellules épithéliales de même nature que celles de l'ectoderme, représente l'anus, ou plutôt le cloaque. C'est-à-dire l'ouverture commune à l'intestin postérieur et aux organes *génito-urinaires.*

Cloaque. — Cette partie terminale et un peu dilatée de l'intestin ou cloaque n'offre pas une forme régulièrement arrondie. A droite et à gauche ses parois se dilatent en ampoules hémisphériques ou conoïdes, auxquelles on a donné le nom de *cornes latérales :* celles-ci vont recevoir l'embouchure des canaux dont nous allons nous occuper bientôt, les canaux de Wolff, et ceux de Müller.

Au moment où ces ampoules se montrent, la paroi postérieure du cloaque se soulève de chaque côté, et prend l'aspect d'une gouttière médiane à concavité antérieure, qui représente le rectum à l'état d'ébauche. Bientôt on verra apparaître dans les cornes latérales un nouvel orifice ; celui du canal des reins définitifs, de l'uretère.

Ces données, quoique élémentaires, nous suffiront pour

exposer d'une manière un peu claire le développement des organes, qui fait l'objet de ce travail. Nous avons jugé qu'il était important de donner au moins la topographie de la région dans laquelle vont évoluer ces organes, l'utérus et le vagin. Nous devons nous étendre maintenant un peu plus longuement sur un organe qui semble au premier abord ne pas rentrer dans notre sujet, mais qu'il est pourtant impossible de passer sous silence, tant sont intimes les connexions qui le rattachent aux organes génitaux; je veux parler du corps de Wolff. Nous verrons en effet, dans le chapitre de l'anatomie comparée, qu'un des faits les plus frappants de l'organisation des vertébrés c'est la réunion des organes d'excrétion urinaire et des organes génitaux en un appareil unique. L'apparition du corps de Wolff marque le début de ces organes, et ce n'est que plus tard que les uns et les autres arrivent à *s'individualiser*.

Corps de Wolff ou rein primitif. — Le corps de Wolff, lorsqu'il est complètement développé, comprend deux portions bien dictinctes : l'une, d'apparence glandulaire qui constitue la plus grande masse de l'organe et que l'on peut désigner sous le nom de glande, portion glandulaire, c'est le corps de Wolff proprement dit; l'autre, qui a la forme d'un canal longitudinal, dans lequel s'abouchent tous les tubes glandulaires du corps de Wolff; le *canal de Wolff*.

C'est cette partie qui se développe la première, d'après la loi générale qui, pour tous les organes glandulaires, fait précéder l'apparition de la glande de celle du canal excréteur.

Le développement du rein primitif a été bien étudié chez les batraciens, les oiseaux. Sur l'embryon humain, on n'a pu en suivre le développement dans ses premières phases. Mais il n'en est pas de même de l'organe complètement formé. Les descriptions de Coste sont classiques, et servent encore de types pour cette étude. (Coste, *Histoire du développement des corps organisés.)*

Coste n'a pas trouvé les rudiments du corps de Wolff sur un embryon de quinze à dix-huit jours.

Mais sur un autre de vingt à vingt et un jours, on voyait, au-dessous du foie, cet organe complètement formé.

Sur un embryon de vingt-huit jours, les corps de Wolff apparaissaient sous forme de deux organes minces, allongés occupant toute la cavité abdominale sous-jacente au péricarde. Le corps de Wolff était formé de canalicules contournés, et, à son côté externe, se trouvait son canal rectiligne allant s'ouvrir dans le cloaque.

Sur un embryon de trente-cinq jours, les corps de Wolff paraissaient légèrement atrophiés, mais volumineux encore, et présentant sur leur bord externe le canal de Wolff et le canal de Müller, sur leur bord interne, les glandes génitales sous forme d'une bandelette blanchâtre.

Sur l'embryon de six semaines, les corps de Wolff sont très réduits et n'occupent plus qu'un faible espace dans le segment postérieur de la cavité abdominale.

La durée de ce corps n'est pas moins variable que son époque d'apparition suivant les diverses espèces animales.

Chez les reptiles (Rathke) et les oiseaux, il dure jusqu'à la fin de la vie embryonnaire ; chez les mammifères, il ne persiste jamais aussi longtemps. Sa disparition est d'autant plus rapide que la supériorité du développement général est plus marquée, précoce, par conséquent, chez les primates et l'homme.

Chez l'homme, on ne trouve les corps de Wolff que chez les plus jeunes embryons, et, à la cinquième semaine, on constate les traces de l'atrophie commençante. D'après Coste, ils auraient entièrement disparu au cinquantième jour.

Chez les batraciens, au contraire, ils persistent toute la vie, et font office de reins permanents.

Les corps de Wolff apparaissent dès que le tube intestinal s'est constitué, sous forme de deux masses allongées, de chaque côté de la colonne vertébrale et de l'intestin, occupant toute l'étendue de la cavité viscérale, et allant du cloaque jusqu'au-dessous du point où existe le cœur. Ces deux masses sont d'abord comparables à des traînées longitudinales d'une substance granuleuse. A mesure que le développement avance, les corps de Wolff s'épaississent en diminuant de longueur, et, à des époques variables suivant les espèces animales, on les voit se renfler considérablement.

Coste décrit trois parties dans le corps de Wolff :

1° Une bandelette externe longitudinale, blanchâtre, contenant dans son épaisseur deux canaux (canal de Wolff et canal de Müller), et à laquelle viennent aboutir des stries penniformes, transversales, qui existent sur sa face antérieure.

2° Une bandelette interne également blanchâtre, occupant seulement la partie moyenne, et renflée vers le milieu de sa longueur en forme d'ovoïde, *glande génitale*. Entre ces deux bandelettes se trouve la masse principale de l'organe qui représente le corps de Wolff proprement dit, et offre un aspect strié en travers, puis, plus tard, irrégulier, circonvolutionné. Cette partie centrale a une couleur rouge très prononcée due à sa richesse en vaisseaux.

A l'état de développement complet, ils sont situés en avant et sur les côtés de la colonne vertébrale, et s'étendent jusqu'à la région cervicale de l'embryon, où ils sont en rapport avec la face postérieure du cœur. Tandis que le corps de l'embryon augmente de plus en plus, le corps de Wolff commence à diminuer. Il quitte la partie antérieure du fœtus, et enfin la formation du diaphragme le relègue complètement dans l'abdomen.

A cette époque, cet organe a deux rapports intéressants en dedans, avec les glandes génitales, en arrière, avec les reins et les capsules surrénales qui se développent de plus en plus. Enfin, lorsqu'il est complètement atrophié, il est accolé à ces glandes génitales.

Dès sa formation, le corps de Wolff est en rapport avec la cavité pleuro-péritonéale. Les deux lames qui constituent cette fente se rejoignent d'abord sous un angle très aigu, mais le corps de Wolff apparaît bientôt dans cette partie non divisée du mésoderme que Kölliker appelle *lame latérale*, et qui est intermédiaire à la fente pleuro-péritonéale et aux protovertèbres. Ils tendent, dès le début, à se rapprocher de cette fente, et viennent bientôt faire saillie dans sa cavité.

Le péritoine enveloppe le corps de Wolff et lui forme un pédicule, un véritable mésentère, le *mésonephron*. De son extrémité supérieure part un petit repli se portant vers le diaphragme, *ligament diaphragmatique du corps de Wolff*. Un autre repli part de l'extrémité inférieure de la glande, et va jusqu'à la région inguinale, *ligament inguinal* du corps de Wolff qui formera plus tard, soit le *gubernaculum testis*, soit le ligament rond de l'utérus.

Sans connaître exactement le rôle physiologique du corps de Wolff, on croit que c'est un appareil transitoire de sécrétion urinaire, et sa structure justifie une pareille supposition, en même temps qu'elle légitime l'appellation de reins primitifs qui leur a été imposé depuis si longtemps.

Leur conformation intérieure rappelle, en effet, essentiellement celle des reins définitifs, c'est-à-dire qu'elle consiste en une série de canalicules contournés, commençant par des glomérules vasculaires, et s'ouvrant dans un canal excréteur commun. Les glomérules sont situés vers le hile de l'organe, c'est-à-dire en dedans; le conduit excréteur est, au contraire, situé en dehors.

Les tubes du corps de Wolff présentent une portion ampulaire contenant le glomérule de Malpighi. Une première portion cylindrique large et contournée, et une portion rectiligne qui vient s'ouvrir dans le canal de Wolff. L'épithélium qui revêt intérieurement ces tubes présente des caractères différents dans ces deux dernières portions. Dans les tubes larges et contournés, l'épithélium est aplati, à granulations foncées. Dans les tubes étroits, l'épithélium est cylindrique, plus clair. Dans le canal de Wolff, l'épithélium est aplati, en quelque sorte pavimenteux.

Les glomérules, groupés les uns près des autres, occupent près du bord interne de l'organe une zone distincte d'un aspect différent, à cause de sa plus grande richesse en vaisseaux et en tissu conjonctif.

Waldeyer a divisé le corps de Wolff en deux parties :

portion supérieure à tubes étroits ou sexuelle, qui formera l'épididyme ou l'organe de Rosenmüller; portion inférieure à tubes larges ou urinaire.

Cette distinction n'est pas admise par beaucoup d'embryologistes (Kölliker, Cadiat).

Développement du corps et du canal de Wolff. — Il n'entre pas dans notre plan d'exposer le développement du rein primitif. D'une part, les auteurs ne sont pas encore d'accord sur ce point, et nous ne pourrions, sans sortir complètement de notre sujet, aborder la discussion de ce point d'embryologie. De l'autre, il est moins indispensable, au point de vue de l'étude des conduits génitaux, de connaître l'origine même des reins primitifs que leur morphologie à l'état de développement complet. Cependant de récentes théories sur l'origine du canal de Müller aux dépens du canal de Wolff nous obligent à donner d'une manière sommaire les opinions actuelles sur l'embryologie du rein primitif.

Comme nous avons déjà eu l'occasion de le dire, le canal précède la formation de la partie glandulaire de l'organe. Pour certains auteurs, ce canal provient de l'ectoderme; pour d'autres, de la lamelle vertébrale primitive. D'autres le font dériver de la lame fibro-cutanée. D'autres en font une involution de l'épithélium de la cavité pleuro-péritonéale. Peu d'auteurs admettent aujourd'hui, à l'exemple de His et de Hensen, sa formation par une invagination longitudinale de l'ectoderme entre les protovertèbres et la lame latérale. La théorie admise le plus généralement jusqu'à ces derniers temps est celle de de Waldeyer : une saillie longitudinale de la lame latérale va rejoindre la lame fibro-cutanée et forme ainsi un canal, d'abord sous-jacent à l'ectoderne, mais qui s'enfonce bientôt de plus en plus dans l'épaisseur de la lame latérale. Pour Kölliker, pour Remak, le canal provient uniquement du mésoblaste de la somatopleure. Il apparaît vers le milieu du second jour sur le bord externe des protovertèbres, au-dessous de l'ectoderme, sous forme d'un cordon plein, qui se creuse consécutivement.

Foster et Balfour font, au contraire, dériver ce cordon plein de la portion non divisée du mésoblaste. Actuellement, un grand nombre d'auteurs admettent que l'origine du canal de Wolff se fait par une invagination formée par les cellules qui constituent le revêtement de la cavité pleuro-péritonéale. Cette invagination se produit dans la région la plus élevée du corps de l'embryon, au niveau des premières prévertèbres de la région cervicale.

C'est d'abord une sorte de cordon cellulaire plein qui, partant du fond de la cavité pleuro-péritonéale, traverse le lieu de jonction de la prévertèbre avec la somatopleure ; puis, arrivé entre la prévertèbre et l'ectoderme, se recourbe pour descendre parallèlement à l'axe du corps. Ce cordon se creuse dans sa partie initiale, pendant que sa partie terminale se prolonge en arrière jusque vers l'intestin postérieur, dans lequel elle finit par s'ouvrir. Gœthe et Rosenberg ont indiqué depuis longtemps ce mode de formation chez les batraciens. En 1873, Romiti, dans le journal de Max Schultze, a retrouvé les mêmes fait chez le poulet, où, d'après lui, ce processus se ferait très rapidement, ce qui expliquerait pourquoi il avait échappé aux embryologistes. M. Mathias Duval a adopté cette dernière théorie.

On le voit, l'origine du canal de Wolff est encore

douteuse ; mais un point important, c'est que tous les auteurs sont d'accord pour reconnaître que ce canal se développe de haut en bas pour venir s'aboucher dans le cloaque, en avant de l'uretère et des conduits de Müller.

Le canal de Wolff va donc plus loin en arrière que le corps de Wolff. Vers l'extrémité postérieure de l'embryon, le relief formé par la masse cellulaire intermédiaire, dans laquelle il est plongé, va en diminuant de plus en plus, et le canal se rapproche de la splanchnopleure. Dans la région où se trouve la partie postérieure de l'intestin, ce conduit vient se placer sur la paroi même du canal alimentaire. Le quatrième jour de l'incubation chez le poulet, les deux canaux de Wolff rencontrent deux prolongements ou cornes que forment à ce moment les parois latérales du cloaque récemment constitué, et chacun d'eux s'ouvre dans le prolongement cloacal qui lui correspond de chaque côté.

Chez les mammifères, le processus est plus tardif, mais est en somme absolument le même.

Quant à la portion glandulaire elle-même, on admettait autrefois que les tubes dont elle est composée sont des branches transversales naissant directement du canal de Wolff, branches qui, ne pouvant s'étendre, se replient et se contournent, puis vont se mettre en rapport avec des pelotons vasculaires formés par des rameaux capillaires issus des branches artérielles aortiques (glomérules du corps de Wolff).

Pour Braun, Egli, Kölliker, Mathias Duval, chacun des canalicules a pour origine une invagination de l'épithélium de la cavité pleuro-péritonéale, sous forme d'un cordon plein, puis d'un canal à lumière distincte qui, partant de la cavité pleuro-péritonéale, va s'aboucher dans le canal de Wolff à travers la masse prévertébrale. Pour chaque segment vertébral de la région moyenne du corps, il se forme une de ces invaginations (canal segmentaire); chacun de ces canaux est, vers sa partie moyenne, l'origine d'un petit diverticule canaliculé qui se dirige vers la partie médiane du corps, mais est bientôt arrêté par un bourgeon vasculaire, d'où formation d'un glomérule. On a ainsi une *étoile à trois branches*. Cette disposition persiste toute la vie dans le corps de Wolff des batraciens, la branche qui s'ouvre dans le péritoine est appelée *néphrostome ;* chez les vertébrés supérieurs et le poulet, cette branche s'oblitère et disparaît bientôt. La série des canalicules, disposée en forme de peigne, constitue l'ensemble du corps de Wolff.

Nous avons dit que le rein primitif était, du moins chez les vertébrés supérieurs, un organe transitoire. En effet, il ne tarde pas à disparaître, à s'atrophier, et d'autant plus hâtivement que l'on envisage une espèce plus élevée.

Le canal de Wolff disparaît complètement chez la femme sans laisser le plus souvent aucune trace, sans en laisser d'autre, chez quelques femelles de mammifères, que des cordons ou des canaux sans usages, *canaux de Gaertner*.

La portion glandullaire du corps de Wolff subit aussi une atrophie considérable, moins complète pourtant que celle du canal, c'est ce qui constitue l'organe de Rosenmüller dans l'épaisseur des ligaments larges.

Chez le mâle, le corps de Wolff prend part à l'organisation de l'adulte. Le canal de Wolff formera le conduit excréteur de la glande génitale ou canal déférent. La portion glandulaire contractera des connexions nouvelles avec les testicules, et deviendra l'*épididyme*.

CHAPITRE II

La description du rein primitif a eu pour avantage de nous faire connaître d'une manière précise la région où vont apparaître les organes génito-urinaires.

Le point principal à retenir, c'est la saillie que fait le corps de Wolff dans la cavité pleuro-péritonéale, et que l'on a désignée sous le nom d'éminence génitale.

On a ainsi une éminence allongée longitudinalement de chaque côté du pédicule qui sera plus tard le mésentère.

§ 1. — ÉPITHÉLIUM GERMINATIF

En même temps qu'apparaît cette saillie, il se produit un autre fait considérable : c'est la transformation, au niveau de l'éminence génitale, de l'épithélium, qui tapisse toute la cavité pleuro-péritonéale. Tandis que, dans les autres régions de cette fente, il tend à s'aplatir pour prendre la forme caractéristique de l'épithélium des séreuses, sur l'éminence génitale, les cellules deviennent prismatiques ; la couche, qu'elles constituent, s'épaissit peu à peu et finit par former ce que Waldeyer a appelé l'*épithélium germinatif*.

Bornhaupt est le premier auteur qui ait appelé l'attention sur cette disposition. D'après lui, on voit, le cinquième jour, chez le poulet, le rein primitif présenter un *épaississement remarquable longitudinal* de son épithélium péritonéal. Ce phénomène provient soit d'une stratification de cellules, soit de la présence, à côté des petits éléments primitifs, d'autres éléments plus grands et arrondis. Sous ce cordon épithélial épaissi, se trouve une couche de tissu conjonctif embryonnaire qui sépare ainsi nettement ce cordon du rein primitif et de ses annexes. Bornhaupt émit alors l'idée qu'il donne naissance aux tubes ovariques. Pflueger ajouta qu'il donne aussi naissance aux tubes séminifères.

Waldeyer reprit ensuite les données si importantes de Bornhaupt et reconnut l'exactitude absolue de ses recherches concernant l'épaississement de l'épithélium péritonéal dans la région des organes génitaux. Waldeyer nomma cet épithélium de la région germinative *épithélium germinatif*, et le distingua nettement du reste de l'épithélium péritonéal. Il montra qu'il était restreint à deux points bien localisés du rein primitif, à son côté externe, où naîtra le canal de Müller, et à son côté interne, où l'on verra bientôt les glandes génitales.

Waldeyer, mieux que Bornhaupt et que Pflueger, réussit à démontrer que cet épithélium fournit les œufs, et, à ce qu'il lui sembla, les tubes ovariques. Il ne parvint pas, d'un autre côté, à trouver un rapport quelconque entre les canalicules spermatiques et cet épithélium. Bien qu'il ait trouvé sur le testicule un épithélium germinatif identique à celui de l'ovaire, il fit provenir les canalicules séminifères de bourgeons du corps de Wolff.

Bornhaupt, Waldeyer avaient limité leurs recherches aux oiseaux. Egli étudia les mêmes faits chez les mammifères, et trouva sur le lapin l'épithélium germinatif. Il accepta, pour l'ovaire et l'épithélium germinatif, l'opinion de Waldeyer, et, pour le testicule, celle de Bornhaupt.

Kölliker a poursuivi les mêmes études sur le lapin, le veau, le mouton, le porc et les carnivores. Il trouva dans tous les cas l'épithélium germinatif sur l'éminence génitale, tel que l'avait décrit Bornhaupt et Waldeyer ; mais il ne lui attribue pas la même importance morphologique que ces auteurs.

Il est facile, dit-il, de retrouver, aux endroits indiqués par Waldeyer, l'épithélium germinatif et de constater le rôle qu'il joue dans la formation des œufs et dans la genèse du canal de Müller. Mais il ne peut trouver aucune raison plausible qui le force à opposer cet épithélium à celui du péritoine ; encore moins, avec Egli, à séparer absolument, au point de vue de la genèse, l'épithélium du péritoine du fœtus de l'endothélium futur de cette séreuse. La caractéristique de l'épithélium germinatif de Waldeyer gît dans le fait seul qu'il donne naissance à certaines portions de l'appareil sexuel. Mais un épithélium de ce genre, c'est-à-dire épais, à cellules cylindriques, se retrouve à beaucoup d'autres places encore de la cavité pleuro-péritonéale ; par exemple, dans la région cardio-pulmonaire, dans la région du foie et du pancréas, et enfin dans le bassin, sans qu'il y ait quelque rapport entre cet épithélium et les organes sexuels. L'épithélium germinatif montre, du reste, des transitions insensibles dans l'épithélium péritonéal embryonnaire. Il se transforme de même, qu'il soit épais ou mince, peu à peu en l'endothélium définitif du péritoine. D'après Semper, le véritable épithélium germinatif de certains mâles de plagiostomes se transformerait plus tard en un simple endothélium péritonéal, sans perdre pour cela la faculté de donner naissance à des cellules germinatives mâles. Il faut par conséquent considérer l'épithélium germinatif comme une partie de l'épithélium péritonéal, ayant des rapports spéciaux avec les organes génitaux, et n'étant nullement une formation absolument à part.

Cet épithélium germinatif recouvre, au début, complètement le corps de Wolff; mais, par suite de la saillie de plus en plus grande que fait cet organe dans la cavité pleuro-péritonéale, il se scinde en deux parties : une externe et une interne. Dans la portion intermédiaire, l'épithélium est redevenu lamellaire.

La partie interne formera les glandes génitales, dont le développement ne doit pas nous occuper. Quant à la partie externe, elle donne naissance au canal de Müller, ainsi que nous allons l'exposer.

§ 2. — CANAL DE MÜLLER

Ce canal est destiné, comme nous le ferons voir, à former chez la femme la trompe de Fallope, l'utérus et le vagin ; chez l'homme, il s'atrophie complètement par sa partie moyenne, incomplètement à ses deux extrémités, dont la supérieure reste accolée au testicule et devient l'hydatique pédiculée de Morgagni, et l'inférieure se réunit à celle de l'autre côté pour constituer l'utricule prostatique.

Le canal de Müller, une fois formé, suit latéralement tout le parcours du canal de Wolff. Il est d'abord placé sur le côté externe, puis sur le côté antérieur de ce canal, en avant du rein primitif. Comme le canal de Wolff, il va en haut jusqu'à l'extrémité supérieure de la glande. Au niveau de son extrémité inférieure, les canaux de Müller se tournent vers le côté interne, puis vers le côté postérieur des canaux de Wolff. A ce moment, les deux conduits génitaux sont placés l'un à côté de l'autre et s'abouchent tout près l'un de l'autre, en dessous de la vessie, dans le sinus uro-génital.

Arrivés à leur complet développement, les canaux de Müller sont couchés, comme ceux de Wolff, dans l'enveloppe péritonéale du rein primitif; ils ne présentent pas de tunique fibreuse nettement délimitée, et sont tapissés d'une seule couche d'épithélium cylindrique.

Historique. — Ainsi que son nom l'indique, ce canal a été découvert par Müller, qui, le premier, en 1829, démontra qu'à côté du canal de Wolff s'en trouvait un autre, sur le rôle duquel il se trompa d'ailleurs.

C'est à Wolff, au fond, que revient le principal mérite des connaissances que nous possédons actuellement sur le développement des organes génitaux. Ce sont ses travaux qui sont l'origine de toutes les découvertes ultérieures. Ses idées étaient néanmoins tombées dans l'oubli, quand Meckel, en 1812, les reprit et proposa une hypothèse qui fut le point de départ des travaux de Rathke et d Müller.

Meckel localisa ses recherches sur les oiseaux, et admit que les bandelettes signalées par Wolff de chaque côté de la colonne vertébrale se disposaient en lames qui, en se recourbant, prenaient la forme d'une gouttière, puis d'un tube, d'un canal ouvert à ses deux extrémités. Si ce canal persistait dans cet état, il formait un oviducte. S'il se fermait à sa partie supérieure, c'était le canal déférent.

Rathke, du premier coup, atteignit un grand degré de précision. Dès l'année 1825, il fit des recherches sur les mammifères, les oiseaux, les reptiles. Ce fut lui qui imposa au rein primitif le nom de corps de Wolff. C'était, pour lui, un terrain commun d'où proviennent les reins et les organes génitaux internes. Il observa que les corps de Wolff disparaissent chez la femelle, tandis qu'ils persistent chez le mâle pour se convertir en épididyme, en s'unissant au canal déférent et au testicule.

Quant aux canaux de Wolff, Rathke émit successivement deux opinions. Il pensa d'abord que le canal déférent et la trompe se forment, indépendamment des conduits excréteurs du corps de Wolff, aux dépens d'une bandelette développée le long de ce corps. Plus tard, quand Müller eut découvert le canal qui porte son nom, à côté du canal de Wolff, Rathke reconnut que les phénomènes ne se passent pas de la même façon dans les deux sexes. Chez la femme, on voit se former le canal de Müller, pendant que le corps de Wolff et son canal disparaissent. Chez l'homme, la bandelette qui a donné naissance au canal de Müller est d'existence temporaire et inutile. Elle se résorbe; le canal de Wolff, en s'unissant au testicule, forme directement le canal déférent.

Tandis que Rathke s'était approché aussi près de la

vérité, J. Müller commit de grandes erreurs. Il eut pourtant le mérite de découvrir le corps de Wolff chez les batraciens, où il avait échappé aux recherches de Rathke, à cause de sa situation très antérieure immédiatement au-dessous des branchies, et il montra que le développement de ces corps n'est pas en rapport avec la présence d'une allantoïde et d'un amnios, ce qu'avait prétendu Rathke. Il n'admit pas l'opinion de ce dernier auteur, qui faisait provenir l'épididyme des corps de Wolff, et le canal déférent du canal de Wolff. Il pensa à tort que chez les mammifères, le canal déférent est formé, ainsi que l'oviducte, en partie par la portion inférieure du canal de Wolff, en partie par le canal de Müller qui, pour lui, allait s'embrancher sur le canal de Wolff. Cependant, chez les oiseaux, il admettait que la trompe provenait du canal de la glande sexuelle, et le canal déférent du canal de Wolff, le canal de Müller n'existant pas, d'après lui, chez le mâle.

Coste, en 1840 *(Annales françaises et étrangères d'anatomie et de physiologie)*, chercha à établir que la masse qui doit former l'appareil génital n'a, avec le corps de Wolff, aucune relation directe, ni aucune communauté de substance, et tout se réduit, selon lui, à une simple juxtaposition. Le canal de Müller formerait à la fois la trompe et le canal déférent.

Bischoff, en 1842, partagea les idées de Müller et de Coste, que Follin chercha encore à faire prévaloir en 1850.

Ce n'est que depuis l'emploi méthodique des coupes microscopiques, substitué à la simple dissection et à l'emploi à la loupe, depuis les travaux de Remak, en 1850, que l'on a pu se rendre un compte exact de l'état des choses, et toutes les recherches ultérieures sont venues établir définitivement la doctrine de Rathke, et la destinée réciproquement inverse du canal de Wolff et de celui de Müller, qui avait échappé à Müller lui-même.

§ 3. — DÉVELOPPEMENT DU CANAL DE MÜLLER

Le premier, Bornhaupt, a étudié le développement du canal de Müller au moyen de coupes microscopiques. Ses recherches ont porté sur le poulet. Il montra que ce canal naît le sixième jour par un renflement en entonnoir de l'épithélium péritonéal de l'extrémité antérieure du corps de Wolff; la pointe de cet entonnoir est reçue dans un repli superficiel du corps de Wolff, que Braun a appelé *repli tubaire*. Ce renflement, creux dès son origine, croît ensuite le long du canal de Wolff, en cheminant entre ce canal et l'épithélium germinatif; il se dirige vers le bassin et s'ouvre le huitième jour dans le cloaque. L'épithélium péritonéal est épaissi à l'endroit où le canal de Müller s'ouvre dans la cavité abdominale, et un épaississement semblable s'observe aussi sur toute l'éminence qui contient le canal de Müller, sans qu'on puisse cependant découvrir un rapport entre cet épaississement et la formation du canal, bien que le premier disparaisse, aussitôt le canal complètement formé. Il n'y a également aucune apparence de connexion entre le canal de Müller et celui de Wolff.

Gasser et Sernoff sont arrivés au même résultat que Bornhaupt sur les embryons de poulet, et Braun sur des embryons de reptiles.

Pouchet admet également la même théorie.

Waldeyer, dont les recherches ont suivi presque immédiatement celles de Bornhaupt, émit une opinion tout opposée.

Pour lui, le canal de Müller se forme sur la face externe du corps de Wolff par un pli longitudinal de l'épithélium germinatif qui s'enfonce dans le tissu connectif de la partie latérale externe du corps de Wolff. Les bords de la gouttière ainsi formée se rapprochent de plus en plus; et cette gouttière finit par être un canal, un tube qui s'isole de plus en plus de la couche épithéliale superficielle. Mais en haut, c'est-à-dire à son extrémité antérieure, ce pli ne se ferme pas, et le tube reste largement ouvert en ce point qui devient le *pavillon*, tandis que le canal forme la *trompe de Fallope* ou *oviducte.*

Les orifices multiples que l'on trouve souvent sur le tiers externe de la trompe, et qui sont autant de pavillons accessoires (Richard), témoigneraient en faveur de l'opinion de Waldeyer. Dans ce cas, le canal de Müller ne s'est pas complètement fermé dans toute son étendue à l'époque embryonnaire où les deux bords se portaient l'un vers l'autre pour transformer la gouttière en canal.

Foster et Balfour, dans leur traité d'embryologie, admettent la théorie de Waldeyer :

Vers la fin du quatrième jour, sur l'embryon de poulet, il se produit, par invagination de l'épithélium germinatif, un sillon qui occupe la face externe du cordon saillant dû au corps de Wolff, et situé directement au-dessous dû conduit de ce corps; puis un tube qui s'isole de l'épithélium germinatif: c'est le conduit ou canal de Müller. La formation du conduit de Müller s'effectue d'avant en arrière. Mais près de l'extrémité postérieure de l'embryon où l'épithélium germinatif fait défaut, le sillon qui doit constituer le canal se transforme par invagination en un cordon d'abord plein, puis creux, qui se fraie un chemin dans le mésoblaste, et qui, le septième jour, paraît s'unir au canal de Wolff près du point où celui-ci s'ouvre dans le cloaque. Plus tard, se produisent des modifications; le conduit de Müller s'ouvre directement dans le cloaque, sans s'unir, au préalable, au canal de Wolff. Son orifice est placé un peu au-dessus de celui de ce dernier conduit, entre celui-ci et l'ouverture dans le cloaque du véritable canal urinaire.

L'extrémité antérieure du canal de Müller qui se trouve au niveau de la cinquième protovertèbre ne se ferme jamais. Sur les coupes du sixième jour, le conduit de Müller se trouve placé entre la cavité pleuro-péritonéale et le canal de Wolff dont le calibre est, en général, un peu plus considérable.

Foster et Balfour, on le voit, ont compris la difficulté d'expliquer la formation totale du canal de Müller par l'invagination de l'épithélium germinatif, du moment que cet épithélium manque à la partie inférieure près du cloaque, ce qui avait échappé à Waldeyer. Et c'est ce qui les a amenés à admettre un double processus : pour la partie supérieure, invagination de l'épithélium, formation d'une gouttière qui se forme ensuite en canal par le rapprochement de ses bords; et, pour la partie inférieure, formation d'un cordon plein qui se creuse consécutivement.

Voici, d'un autre côté, comment M. Cadiat apprécie la théorie de Waldeyer : Waldeyer fixe au cinquième jour le début du canal de Müller. Mais en cherchant à retrouver chez le mouton les dispositions représentées par cet auteur, on voit qu'elles sont schématiques et impossibles à réaliser sur l'embryon. En effet, ce n'est qu'au sixième jour que se développe le canal de Müller, en même temps que l'uretère, quand l'éminence génitale est très développée. Et l'orifice supérieur de ce canal est sur un plan beaucoup plus élevé que l'épithélium germinatif recouvrant l'ovaire. Le pli longitudinal représentant une involution épithéliale se ferme en canal par son extrémité inférieure, et reste ouvert supérieurement dans la cavité pleuro-péritonéale comme une sorte de cornet s'enfonçant par sa pointe dans le feuillet moyen de l'éminence génitale, et ouvert par sa base latéralement. Peu à peu ce cône épithélial s'allonge par son extrémité inférieure. Il se creuse d'une cavité centrale, et ainsi forme le canal de Müller qui deviendra la trompe chez l'adulte. Celle-ci offre les mêmes connexions avec le péritoine que le conduit décrit précédemment. A mesure que l'extrémité caudale se développe, les deux canaux de Wolff et de Müller descendent de plus en plus, et viennent s'ouvrir dans le cloaque, de telle façon que le conduit de Wolff est en avant, et celui de Müller un peu plus en arrière.

Jusque-là, les recherches n'ont porté que sur les oiseaux. Les canaux de Müller n'avaient point été analysés, au point de vue de leur genèse, chez les mammifères. Egli a comblé cette lacune pour le lapin, et les travaux de Kölliker ont confirmé les recherches d'Egli dans leurs points essentiels.

Egli admet que la première apparition de la trompe remonte au quatorzième jour chez le lapin. Kölliker la trouvé déjà ébauchée les douzième et treizième jours, sous forme d'une invagination en entonnoir de l'épithélium péritonéal sur le côté externe de l'extrémité supérieure du corps de Wolff. Sur différentes coupes, le canal de Müller se termine par un bouchon plein, en massue, nettement séparé des parois voisines par un espace vide qui est le résultat du mode de préparation. Tout en tenant compte de cette fente artificielle, on reconnaît cependant que le canal de Wolff est comme aplati par le canal de Müller qui descend à côté de lui en croissant, et le sépare de l'épithélium péritonéal.

Kölliker n'a pu trouver nulle part, sur des embryons de quatorze à seize jours, la preuve que le développement ultérieur du canal de Müller se fasse par des invaginations de l'épithélium péritonéal du corps de Wolff. Et il se rallie pour ce fait à l'opinion de Bornhaupt. L'extrémité en cul-de-sac plein qu'il a vue nettement, d'autant plus nettement qu'elle était isolée dans l'espace vide produit par le retrait des parties périphériques, plaide aussi en faveur de cette opinion.

Il est très facile, dit Kölliker, d'observer ces phénomènes sur le lapin, chez qui le canal de Müller croît très lentement, ce qu'avait déjà fait ressortir Egli qui a trouvé ce canal non complètement développé les dix-septième et dix-huitième jours.

Sur un embryon mâle de lapin, Kölliker l'a observé le vingt et unième jour dans le repli uro-génital et dans le cordon génital à un stade de développement qui lui a fait croire qu'il avait atteint toute sa croissance entre le dix-neuvième et le vingt et unième jour. Les extrémités inférieures des canaux de Müller étaient déjà réunies en un seul canal ou cordon de 48 à 54 μ de large. Un embryon mâle de lapin de vingt-trois jours ne présentait nulle part trace de canaux de Müller, ni dans le cordon génital, ni dans le repli uro-génital, ni le long du corps de Wolff en train de s'atrophier.

En somme, nous avons vu jusque-là deux théories fondamentales : celle de Bornhaupt, d'après laquelle le canal de Müller est formé par une invagination en entonnoir de l'épithélium germinatif en un point localisé; et celle de Waldeyer qui fait dériver le canal d'un plissement longitudinal de ce même épithélium dans toute sa longueur. Ces deux théories, quoique très différentes en apparence, ont pourtant de grandes analogies. Elles mettent en vue ce fait capital, à savoir que le canal de Müller est formé uniquement aux dépens de l'épithélium germinatif; car il faut bien savoir qu'au début, ces canaux ont une paroi exclusivement épithéliale; le stroma mésodermique du corps de Wolff intervient plus tard pour lui fournir des enveloppes fibreuses et musculaires, mais ils restent complètement indépendants du canal de Wolff.

Nous allons voir maintenant que des recherches récentes viennent battre en brèche ces données jusque-là universellement admises, et tendent à prouver que le canal de Wolff ne serait pas absolument indifférent à la formation du canal de Müller.

Ces recherches sont dues à Balfour qui, après avoir successivement partagé l'opinion de Waldeyer, puis celle de Bornhaupt, donne maintenant, avec Sedwich, une description toute différente du développement du canal de Müller, manière de voir en rapport avec les changements introduits dans l'histoire du développement du corps de Wolff, auquel se rattachent si intimement les organes génitaux. Elle est entrée, en effet, dans une phase nouvelle, grâce à la découverte importante faite à peu près simultanément par Semper, Balfour et Schultze, d'un mode de développement du corps de Wolff chez les *plagiostomes*, qui établit un lien de plus et non des moins caractéristiques entre les *invertébrés*, les *annélides* spécialement, et les *vertébrés*.

Du rein précurseur. — On connaît chez les vers inférieurs des canaux dont l'extrémité interne, garnie de cils vibratiles, le plus souvent évasée en trompe, s'ouvre dans la cavité du corps où le canal lui-même est placé, tandis que l'extrémité externe traverse la paroi du corps et s'ouvre au dehors. Ces canaux ont généralement un rôle multiple. Ils mettent à certains moments la cavité du corps en communication avec l'eau dans laquelle est l'animal, et fonctionnent comme canaux aquifères. Dans certaines parties, leurs parois sont épaissies par des couches de cellules d'apparence glandulaire, qui rendent très probable leur assimilation aux organes excréteurs et en particulier aux canalicules du rein ; et ils servent, en outre, à l'évacuation des éléments générateurs. Dans quelques genres, ils sont modifiés d'une manière spéciale pour cet usage. Ces organes sont désignés sous le nom de *canaux segmentaires*, parce que, chez les *annélides*, à chaque segment ou anneau correspond une paire de ces canaux. Or, d'après les recherches de Balfour, de Semper, chez les embryons de *plagiostomes*, dans la région occupée par le corps de Wolff, on voit cet organe se constituer par une série de canaux disposés symétriquement par paires au niveau de chaque segment vertébral et s'ouvrant dans la cavité péritonéale par des orifices évasés en entonnoir avec des cils vibratiles. Les organes segmentaires se développent par invagination de l'épithélium péritonéal et les canalicules résultant de cette invagination vont s'ouvrir dans les canalicules latéraux du conduit de Wolff, qui se développent aussi au niveau de chaque segment ; l'abouchement se fait dans une ampoule renfermant un glomérule de Malpighi. Le conduit de Wolff lui-même, d'après les observations de Semper, s'ouvre librement à son extrémité supérieure dans la cavité péritonéale. Ce conduit primordial se divise ultérieurement en deux par une cloison qui n'atteint pas l'extrémité supérieure, de sorte que l'un des conduits est ouvert et devient canal de Müller, l'autre fermé reste le canal du rein primitif (canal de Leydig).

Fürbringer a fait connaître l'existence d'un rein précurseur existant chez les cyclostomes, les téleostéens, chondrostéens, amphibiens, et précédant l'apparition du rein primitif. Le rein précurseur et son canal apparaissent sous l'aspect d'une invagination réniforme de l'épithélium péritonéal qui se détache peu à peu du péritoine. Le rein primordial se développe secondairement par des invaginations de l'épithélium péritonéal, formant des cordons pleins qui se creusent ultérieurement de cavités, et se mettent en communication avec le canal du rein précurseur.

De semblables canaux segmentaires ont été trouvés par Max Braun chez les reptiles écailleux, et par Kölliker chez l'embryon de poulet et chez celui de lapin.

Ces données sont importantes, car Balfour et Sedwick établissent ainsi une relation intime entre le canal de Müller et le rein précurseur, *rein céphalique* des vertébrés anallantoïdiens.

Leur manière de voir est exposée dans *On the existence of a Head-Kidney in the embryochick*, etc.; Laboratory of Cambridge, 1880, où ils étudient :

1° L'existence de certains organes qui deviennent l'orifice du conduit abdominal de Müller, et correspondent pour eux au rein précurseur, *Head-Kidney* ou *Vorniere* des Allemands ;

2° Le développement du canal de Müller, qu'ils démontrent ne pas complètement se former indépendamment du conduit de Wolff.

A la période la plus rapprochée de la fécondation qu'il leur a été donné d'observer, le conduit de Müller consiste en trois involutions successives, creuses, de l'épithélium péritonéal, réunies ensemble par des épaississements de cet épithélium en forme de crêtes plus ou moins apparentes. L'ensemble de cette formation est l'équivalent du rein précurseur de l'*icthyopsida*.

Celle de ces trois involutions creuses qui est la plus antérieure est située à une faible distance derrière l'extrémité du conduit de Wolff.

L'ébauche du canal, constituée par la première involution, se termine par une continuation progressive de ses parois avec un épaississement en forme de crête de l'épithélium germinatif. Cette crête se continue et devient de plus en plus proéminente à mesure qu'elle se dirige en arrière, où elle arrive au niveau de la seconde involution qui se continue également bientôt avec une seconde crête si peu marquée qu'elle est à peine visible à sa partie moyenne; cette crête est enfin remplacée par la troisième et dernière involution qui disparaît presque aussitôt, après deux ou trois coupes, et derrière le point où elle disparaît, il a été impossible de trouver aucune trace du rein précurseur.

Sur des embryons plus âgés, une lumière apparaît dans chacune des crêtes qui unissent les trois involutions, et les canaux ainsi formés semblent s'ouvrir dans les involutions voisines.

Ces différentes crêtes forment en somme des conduits situés dans le stroma de la glande génitale, dans l'espace qui sépare le corps de Wolff de l'épithélium germinatif.

D'une façon générale, le *rein précurseur* peut maintenant être considéré comme un conduit s'ouvrant dans la cavité pleuro-péritonéale par trois ouvertures constituées par des renflements creux, et continu en arrière avec le rudiment du vrai conduit de Müller. Quoique la constitution du rein précurseur soit simple, Balfour et Sedwick ont trouvé dans leurs coupes des lacunes qu'ils ne peuvent encore expliquer.

On constate le long du canal de Müller, un épaississement de l'épithélium germinatif, formant un cordon dont l'extrémité supérieure arrive jusqu'au rein céphalique; c'est à cette période le moment du développement complet de cet organe.

Quand il s'atrophie, l'épithélium germinatif s'épaissit à l'endroit où il existait et en même temps le conduit de Müller se développe de plus en plus en arrière. L'orifice abdominal permanent de ce conduit est formé par l'ouverture de la plus antérieure des trois involutions.

Balfour et Sedwick n'admettent par la théorie d'Egli et de Braun, qui prétendent que le canal de Müller s'accroît entre l'épithélium germinatif épaissi et le canal de Wolff, mais indépendamment des deux. Ils admettent trois périodes dans la croissance de ce canal ; la première embrasse le temps qui précède la disparition du *rein primitif céphalique*. A cette période, la disposition déjà décrite comme rudiment du canal de Müller consiste dans un cordon solide de cellules, continu avec la troisième involution du rein céphalique. Il s'étend à peu de distance et se termine par une extrémité amincie formée de deux cellules seulement, qui siège entre le conduit de Wolff et l'épithélium germinatif. Chez un embryon plus âgé, une lumière apparaît nettement à la partie antérieure du conduit de Müller, mais elle cesse bientôt. A sa terminaison, le conduit est reçu dans une concavité de la paroi du canal de Wolff. Dans beaucoup de cas, la limite de la paroi wolfienne et la terminaison effilée du conduit de Müller sont complètement distinctes ; mais la paroi du canal de Wolff a toujours de la tendance à entourer celle du canal de Müller, et, dans quelques cas, elle paraît se confondre avec sa partie terminale.

La seconde période correspond au moment où l'atrophie du rein céphalique est presque complète. Le conduit de Müller a fait un progrès très marqué dans sa progression vers le cloaque, et contrairement à la phase primitive, une lumière existe maintenant dans toute son étendue, sauf à la pointe terminale. Dans les deux ou trois sections qui précèdent la terminaison, le canal apparaît comme une masse ovale de cellules sans lumière touchant la paroi externe du conduit de Wolff, d'un côté, et l'épithélium germinatif, de l'autre. Dans la dernière coupe, où l'on ne trouve aucune trace du conduit de Müller, l'épaississement ovalaire n'existe plus, et la paroi du conduit de Wolff occupe l'espace que la coupe précédente avait montré être occupé par le conduit de Müller.

La coupe suivante indique que l'épaississement de la paroi wolfienne a disparu, et ce canal est en contact par un côté avec l'épithélium germinatif.

Ce stade ne dure pas longtemps, il est bientôt remplacé par la *troisième période* dans laquelle on observe un nouveau mode de terminaison du canal de Müller, et qui dure environ jusqu'à la fin du sixième jour.

Au niveau de sa partie terminale, le canal de Müller présente les caractères suivants : un peu avant sa terminaison, il apparaît comme un conduit ovale bien défini, en contact, d'une part, avec la paroi du canal de Wolff, et, de l'autre, avec l'épithélium germinatif. Graduellement, à mesure qu'on se dirige en arrière, le conduit de Müller se dilate. La paroi externe du conduit de Wolff devient progressivement plus épaisse, se déprime en dedans, de façon à toucher presque l'autre paroi, et forme ainsi une concavité dans laquelle est logé le canal de Müller. Aussitôt les parois de ce dernier perdent leur individualité. Il n'y a plus aucune ligne bien définie de séparation entre les parois des deux canaux, entre lesquels existe cependant un espace clair très étroit traversé par un réseau irrégulier de fibres, dans les mailles desquelles se trouve un grand nombre de noyaux.

On peut observer le conduit de Müller dans cet état sur un nombre considérable de coupes, et ces dispositions spéciales deviennent de plus en plus marquées, à mesure que sa fin approche. Il continue à se dilater et atteint son maximum juste avant sa terminaison. On lui trouve une lumière jusqu'à celle-ci, mais habituellement elle est irrégulière et fréquemment traversée par des réseaux de fibres. Le conduit de Müller se termine brusquement, et dans la coupe qui suit immédiatement sa fin, le conduit de Wolff reprend son apparence normale et sa paroi externe se met en contact avec l'épithélium germinatif.

Balfour et Sedwick ont arrêté là leurs recherches et n'ont pas suivi les dernières phases du développement du canal de Müller, ni son abouchement dans le cloaque.

Voici maintenant l'interprétation qu'ils donnent des faits observés :

La fusion des parois des deux canaux montre que le conduit de Müller se développe comme un cordon plein de cellules, se détachant de la paroi externe du conduit de Wolff qui se fend ainsi en long comme chez les *amphibiens* et les élasmobranchiens.

La même interprétation n'est pas applicable à la partie terminale du conduit de Müller. Mais les particularités des cellules des conduits de Müller et de Wolff, et l'absence de caractères saillants entre leur mode d'origine paraissent indiquer que le conduit de Müller s'accroît par des cellules passant du conduit de Wolff sur lui.

En fait, quoique dans un certain sens l'accroissement des deux conduits soit indépendant, cependant les cellules qui déterminent à ce moment le développement du conduit de Müller sont dérivées des parois du conduit de Wolff.

Destinée du canal de Müller. — Les canaux de Müller existent dans les deux sexes, comme ceux de Wolff, ainsi que nous nous l'avons dit, et la destinée des deux canaux est inverse. Les canaux de Wolff constitueront les conduits excréteurs de l'organe mâle, et disparaîtront en partie ou totalement chez la femelle. Les canaux de Müller deviendront les voies évacuatrices de la glande génitale femelle, et s'atrophieront chez le mâle où le corps de Wolff forme l'épididyme, et le canal de Wolff le canal déférent.

Le canal de Müller, après avoir présenté au début les mêmes caractères que chez la femelle, disparaît complètement à sa partie moyenne. La partie supérieure s'accole au testicule et devient l'hydatide de Morgagni. En bas, les deux canaux se fusionnent, comme chez la femelle, et prennent la forme d'un véritable utérus mâle rudimentaire, *utricule prostatique.*

Chez la femelle, le corps de Wolff se réduit à l'organe de Rosenmüller, et son canal s'atrophie tantôt complètement, tantôt subsiste sous forme d'un cordon connu sous le nom de canal de Gaertner. Les canaux de Müller continuent de croître, au contraire, et donnent naissance aux trompes, à l'utérus et au vagin.

Nous connaissons déjà leur siège, leurs rapports, leur mode de développement, leur terminaison ; pour montrer comment ils arrivent à former l'utérus et le vagin, il nous faut maintenant revenir sur la description du cloaque, indiquer sa division en deux cavités secondaires, rectum proprement dit, et sinus uro-génital, par la formation d'une cloison dont l'extrémité inférieure constituera le périnée, et exposer en quelques mots le développement des organes génitaux externes : la description de la formation du conduit utéro-vaginal sera ainsi rendue des plus faciles et des plus claires.

§ 4. — SINUS URO-GÉNITAL

Nous avons montré déjà le cloaque comme s'ouvrant, d'une part, à l'extérieur, par suite de la formation de l'anus, et communiquant, de l'autre, avec la partie terminale de l'intestin. De plus, sur sa paroi antérieure, s'ouvre l'orifice de l'allantoïde, tandis que sa paroi postérieure se creuse en forme de gouttière dont les deux bords saillants ont été désignés par Waldeyer sous le nom de plis uro-génitaux. A droite et à gauche, les cornes latérales, ampoules situées de chaque côté de ces plis, reçoivent l'embouchure des canaux de Wolff et de Müller.

Division du cloaque. — Cette division en deux orifices se fait au milieu du troisième mois par un processus encore mal connu. Rathke croit qu'elle s'effectue par le développement de deux replis sur la paroi latérale du cloaque, qui ressortent de plus en plus. En même temps, on voit descendre l'éperon situé au point où le rectum et l'allantoïde se rejoignent. A la fin, ces trois parties se réunissent, et il se forme ainsi une cloison transversale entre les deux cavités.

Cette cloison se compose donc de deux parois adossées, l'une rectale, l'autre allantoïdienne. La cloison rectale provient des bords de la gouttière qui représente le rectum à son début, ceux-ci se portent en avant, puis en dedans, s'unissent l'un à l'autre, et donnent ainsi naissance à une première cloison qui complète le rectum et divise inférieurement l'orifice anal en deux moitiés. La partie inférieure de la cloison forme le périnée. La cloison allanioïdienne est formée par le développement de l'éperon signalé plus haut. Elle prolonge ainsi jusqu'au périnée la cavité de l'allantoïde, qui prend dans cette dernière partie le nom de *sinus uro-génital*. Le rectum et l'allantoïde, après leur séparation, sont encore très proches voisins, mais leur cloison, ou périnée, ne tardera pas à s'épaissir dans le cours du quatrième mois.

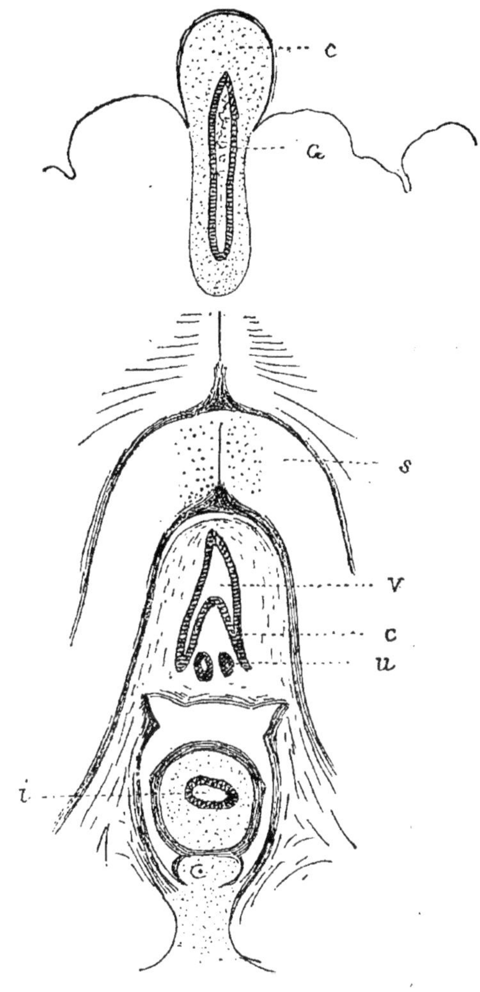

FIG. 1 (dessin inédit de M. Cadiat).
c, Clitoris; — *gr*, Gouttière urétrale; *s*, Symphyse pubienne; — *v*, Vessie; — *u*, Canaux de Müller; — *c*, Uretère; — *i*, Intestin.

Que deviennent, pendant le cloisonnement du cloaque, les canaux de Müller, les canaux de Wolff et les uretères? Les deux cornes dans lesquelles ils s'ouvraient se portent en avant par suite de l'involution du rectum; situés alors au-dessus de l'orifice de l'allantoïde, ces deux canaux sont entraînés par le prolongement de celle-ci jusqu'au périnée. Ils passent par conséquent entre la cloison rectale et la cloison allantoïdienne, et, se trouvant appliqués sur la paroi postérieure du sinus uro-génital, les deux canaux de Müller s'ouvrent et se terminent dans ce sinus immédiatement en avant des canaux de Wolff et à peu près sur la même ligne qu'eux, tandis que les uretères s'ouvrent plus haut. C'est, pour être plus précis, la portion de l'allantoïde qui s'étend à partir de l'embouchure des canaux de Wolff et de Müller, qui s'appelle, depuis Müller, le *sinus uro-génital.*

Cette partie se raccourcit toujours de plus en plus dans le cours du développement, pendant que les parties voisines de l'appareil urinaire deviennent l'*urètre*, et les canaux de Müller le vagin et l'utérus. Donc, chez la femelle, l'appareil urinaire n'est réuni à l'appareil génital que dans sa portion tout à fait inférieure, dans le vestibule du vagin. Le raccourcissement du sinus n'est, du reste, qu'apparent; Il provient du fait que le sinus uro-génital primitif s'accroît moins que les autres parties et apparaît à la fin comme un espace très court. Sur un embryon humain de trois mois, d'après Kölliker, le sinus uro-génital mesure 2^{mm},3 de long, et se montre sous l'aspect d'un canal large faisant immédiatement suite à la vessie et à l'urètre, qui ne sont pas encore distincts l'une de l'autre. Sur le commencement de ce canal se voit placé, sur un petit renflement, l'orifice de l'étroit vagin qui ne mesure avec l'utérus que 3 millimètres. Sur un embryon de quatre mois, les rapports entre les canaux n'ont en rien changé, mais l'utérus et le vagin mesurent déjà 6 millimètres, tandis que le sinus uro-génital, qui n'a presque pas grandi, ne mesure pas plus de 2^{mm},5. Pendant le cinquième et le sixième mois, les rapports des canaux entre eux changent ; le vagin s'élargit, et le sinus uro-génital paraît alors en être la prolongation directe.

L'urètre qui s'est, pendant ce temps, séparé de la vessie, représente un canal entrant dans le vagin. Au sixième mois, le sinus uro-génital, qu'on peut déjà appeler *vestibule du vagin*, ne mesure que 3^{mm},5, tandis que le vagin atteint déjà 11 millimètres et l'utérus 7 millimètres.

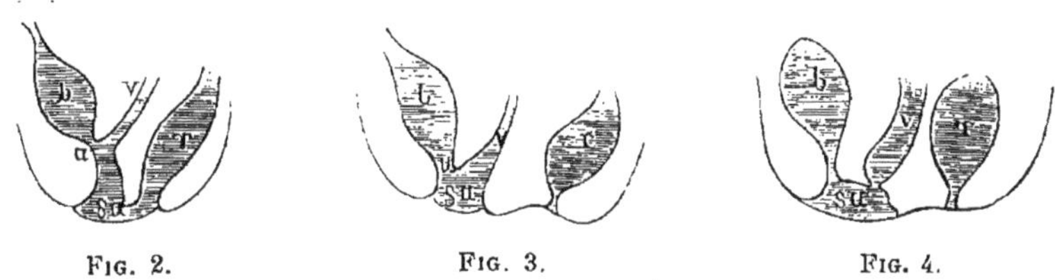

FIG. 2. FIG. 3. FIG. 4.

u, Urètre ; — *b*, Vessie ; — *s*, *u*, Sinus uro-génital ; — *v*, Vagin ; — *r*, Rectum.

Donc, le sinus uro-génital non seulement ne disparaît pas, mais encore croît avec les autres organes. Mais comme le vagin et la partie inférieure de la vessie primitive, qui deviendra l'urètre, croissent beaucoup plus rapidement, le sinus semble, plus tard, avoir une moindre importance, et comme le vagin s'élargit plus que l'urètre, le sinus uro-génital qui, dans l'origine, est une suite immédiate de la vessie, devient pour ainsi dire la terminaison du vagin, dans laquelle vient aboutir l'urètre.

Nous n'avons pas à décrire longuement la formation des organes génitaux externes, qui se fait sans le concours des canaux de Müller, et d'une manière tout à fait indépendante. On les voit déjà apparaître avant le cloisonnement du cloaque, vers la sixième semaine ; il se produit d'abord, sur le point qui sera plus tard la vulve, un épaississement des tissus, une petite éminence, limitée de chaque côté par une bandelette plus épaisse formant une espèce de bourrelet. Vers la huitième semaine, on observe, à la partie inférieure de cette éminence *(éminence génitale)*, une dépression allongée devenant une véritable fente, dont la profondeur augmente de plus en plus, jusqu'à ce qu'elle atteigne le cloaque. A la partie supérieure de l'éminence génitale, on voit se développer le clitoris. Les bords des replis de la fente génitale deviennent les petites lèvres, et, en se dédoublant à leur partie supérieure, constituent le capuchon ou prépuce du clitoris. Les bourrelets situés sur les deux côtés de l'éminence génitale prennent tous les caractères de la peau et forment les grandes lèvres.

§ 5. — CORDON GÉNITAL

Quand, par suite du cloisonnement du cloaque, les canaux qui s'ouvraient d'abord sur la paroi postérieure de cette cavité ont été portés en avant du rectum, en arrière de la vessie, dans le septum qui les sépare, il survient dans la constitution de ces canaux des modifications qui ont été bien mises en lumière par *Thiersch (Illust. med. Zeischrift*, 1852). Sur les embryons mâles, les canaux des reins primitifs se réunissent derrière la vessie, par conséquent à l'entrée du bassin, en un cordon unique par la soudure de leurs fortes enveloppes de tissu conjonctif, *cordon génital de Thiersch*, qui contient aussi les canaux de Müller. Plus tard, ces derniers canaux disparaissent dans l'extrémité supérieure du cordon génital, et leurs parties inférieures se soudent et deviennent l'*utérus mâle* ou *utricule prostatique*. Pendant ce temps, les canaux des reins primitifs, qui sont toujours restés séparés, s'élargissent et deviennent les *canaux déférents*. Au début, ils formaient deux tubes épithéliaux enfermés dans le cordon génital unique ; plus tard, ces deux tubes, par un accroissement continu, se séparent complètement, chacun d'eux accaparant une partie du cordon génital primitif.

Chez la femelle, il se forme un *cordon génital* de la même nature, mais ce sont les canaux de Müller qui vont se développer, et ceux de Wolff s'atrophier.

L'appareil génital de la femelle diffère, en effet, de celui du mâle par le fait que le rein primitif ne joue pas un rôle bien considérable dans sa formation, tandis que les canaux de Müller entrent en scène et deviennent le vagin, l'utérus et les trompes de Fallope. De plus, tandis que le cordon génital mâle se divise secondairement en deux parties de telle sorte que les canaux déférents redeviennent indépendants ; chez la femme il reste toujours unique, et l'on verra dans son épaisseur, non seulement les parois des canaux de Müller se juxtaposer, puis se souder intimement, mais encore la cloison qui en résulte se résorber et disparaître complètement, et les deux canaux ne plus former, en définitive, qu'une cavité commune, aux dépens de laquelle se formeront l'utérus et le vagin.

Ligament rond de l'utérus. — Le point précis qui marque la limite de l'oviducte et de l'utérus est indiqué par l'insertion du ligament rond sur le canal de Müller. Ce ligament est l'analogue du *Gubernaculum de Hunter* de l'appareil génital mâle. Le gubernaculum de Hunter appartient d'abord au corps de Wolff. Il s'étend, sous forme de ligament inguinal, depuis le canal excréteur du rein primitif jusqu'à la région inguinale. Pendant que le corps de Wolff disparaît ou se modifie, et que le testicule grossit, le ligament inguinal paraît entrer alors en connexion avec l'appareil génital. Aux troisième, quatrième et cinquième mois, on reconnaît qu'il est formé d'abord d'un cordon fibreux, et, en second lieu, d'un repli du péritoine, entourant le cordon en avant et sur les côtés.

Ces deux formations vont jusqu'à la région inguinale et se perdent dans la *gaine vaginale*, qui n'est autre qu'une invagination péritonéale traversant la paroi abdominale et allant jusque dans le scrotum. Le gubernaculum, qui est placé en dehors de cette gaine, descend alors dans le scrotum où ses fibres se perdent.

Les mêmes dispositions existent chez la femelle ; quand les corps de Wolff sont arrivés au faîte de leur développement, il se forme un cordon homologue au gubernaculum de Hunter.

Puis, quand ces corps disparaissent, les ovaires descendent vers la région inguinale, et dès ce moment le revêtement péritonéal des reins primitifs devient le ligament large de l'utérus ou plutôt d'abord seulement l'aileron postérieur. Le cordon analogue au gubernaculum, attaché au canal de Wolff, se trouve maintenant, le canal ayant disparu, en connexion avec le canal de Müller, exactement à l'endroit où la trompe passe dans l'utérus. Il deviendra plus tard le *ligament rond* de l'utérus, qui a, chez la femelle, le même rapport avec le canal inguinal que chez le mâle; car il se forme aussi une gaine vaginale (canal de Nück). Plus tard, ce canal disparaît complètement, tandis que le *ligament rond* conserve une position qui rappelle exactement la position primitive du gubernaculum de Hunter.

§ 6. — DÉVELOPPEMENT DE LA TROMPE

La portion du canal de Müller qui formera la trompe subit des transformations peu compliquées. En dehors d'un accroissement et d'un déplacement, on n'observe qu'un phénomène, c'est que l'ouverture primitive de l'extrémité supérieure de la trompe, qui présente d'abord des bords lisses, se frange peu à peu et devient le *pavillon*.

Il existe souvent à ce niveau un kyste piriforme pédiculé, désigné sous le nom de kyste caudé, ou hydatide de Morgagni. Le pédicule de cet appendice est plein, et s'implante sur la face antérieure du ligament large, et non sur les franges mêmes du pavillon. Sa cavité, tapissée d'un épithélium à cils vibratiles, contient un liquide lactescent. On l'avait considéré généralement comme un vestige de l'extrémité supérieure du canal de Müller. Cette opinion n'a pas été confirmée par les recherches récentes des embryologistes qui font rentrer ce kyste dans le cadre des produits pathologiques.

Chez l'embryon, les trompes sont relativement plus développées que l'utérus. C'est pendant les deux derniers mois de la vie intra-utérine qu'elles présentent leur degré le plus accentué de flexuosité.

§ 7. — DÉVELOPPEMENT DE L'UTÉRUS ET DU VAGIN

L'extrémité inférieure des canaux de Müller, contenue dans l'épaisseur du cordon génital, et à partir de l'insertion du ligament rond, participe à la formation du conduit utéro-vaginal : tel est le seul point sur lequel tous les auteurs sont d'accord. Mais dès qu'il s'agit de spécifier si ce conduit dans sa totalité, ou une partie seulement, et alors quelle partie, provient de ces canaux, on trouve presque autant de théories que d'auteurs.

RATHKE. — Rathke admettait que la paroi postérieure du sinus uro-génital s'accroît pour devenir un cul-de-sac à l'extrémité duquel s'abouchent les canaux de Wolff et de Müller. Le développement ultérieur varierait suivant la forme des divers utérus futurs. Quand l'utérus est simple ou bicorne, le cul-de-sac du sinus uro-génital devient le vagin et le corps de l'utérus. Le fond de cet organe et les cornes, si elles existent, naissent des extrémités des canaux de Müller qui s'élargissent et se fondent ensemble.

Si l'animal adulte présente un utérus double dans toutes ses parties, on voit naître l'organe en totalité des extrémités des canaux de Müller. Le cul-de-sac du sinus uro-génital ne devient, dans ce cas, qu'un vagin. Rathke, ne connaissant pas la coalescence des canaux de Müller à leur bout inférieur, et la fusion de leurs cavités par résorption de la cloison, était amené forcément à faire dériver du cul-de-sac uro-génital toute cavité unique, qu'elle fût composée, suivant les cas, uniquement par le vagin, ou à la fois par le vagin et une partie plus ou moins étendue de l'utérus.

LEUCKARD. — Leuckard, au contraire, admit que les canaux de Müller se fusionnent sur la ligne médiane en commençant par leurs points d'abouchement. Ils forment ainsi un organe impair, nommé *canalis genitalis*, qui s'élargit peu à peu, et se divise finalement par une séparation transversale en utérus et en vagin. Les différences que l'on observe dans la forme des organes chez les mammifères femelles tiennent surtout à des différences dans l'étendue de la fusion médiane. Chez l'homme et les autres espèces à un seul utérus, cette fusion s'étend en haut, jusqu'au point d'insertion du ligament de Hunter. Chez les animaux à utérus bicorne et double, elle s'étend moins loin, et chez ces derniers, le vagin est le produit de la fusion, tandis que les utérus ne sont que les canaux de Müller élargis. Il y a même des mammifères chez lesquels on ne trouve ni canal génital impair, ni fusion des canaux de Müller qui ne sont que dilatés à leur moitié inférieure. On a alors la duplicité de l'utérus et du vagin.

Les travaux de Dohrn, de Thiersch, de Kölliker, de Banks, de Langenbacher ont confirmé les données de Leuckard dans leurs points essentiels, c'est-à-dire la fusion des canaux de Müller en une cavité unique formant l'utérus et le vagin. Les divergences d'opinion de ces auteurs ne portent que sur des questions de détail.

Cependant la théorie de Rathke, plus ou moins modifiée, est encore admise par quelques auteurs.

Pour les uns, les extrémités adossées des canaux de Müller forment le col utérin. Le corps de l'utérus s'élève bientôt au-dessus du col et dans l'intervalle que laissent entre elles les deux cornes utérines par leur rapprochement incomplet. Le vagin n'est pas une dépendance du col, pas plus que ce dernier ne provient de la partie supérieure du vagin. Les deux organes ont un développement réciproquement indépendant.

Pour d'autres, les canaux de Müller engendrent le

corps de l'utérus. La production du col leur est retirée pour en doter le vagin. Le col utérin est une dépendance embryogénique du vagin supérieur. Quant au vagin, il se développerait simultanément par trois points séparés destinés à se rejoindre plus tard.

La portion la plus élevée du vagin, la portion utérine, se formerait aux dépens de l'extrémité inférieure des conduits de Müller. Pour certains auteurs, Courty entre autres, cette extrémité serait indépendante des canaux de Müller, et se développerait dans le blastème interposé à la vessie et au rectum.

Quand la cloison qui sépare les deux canaux de Müller adossés s'est résorbée, la partie inférieure du conduit unique qui en résulte forme la partie supérieure du vagin ; mais il se trouve séparé de l'extérieur par une certaine épaisseur de tissu embryonnaire, aux dépens duquel vont se constituer les deux autres parties du vagin. La partie inférieure, qui est une dépendance du cloaque, se forme par suite du processus qui amène l'apparition de ce cloaque, c'est-à-dire l'ouverture de l'intestin à l'extérieur.

Quant à la partie moyenne, elle apparaît dans le tissu embryonnaire qui sépare les deux autres parties. Au centre de cette région se produit un nouveau travail de résorption ; une nouvelle cavité prend naissance, qui marchera par ses deux extrémités à la rencontre des cloaques, et formera la partie intermédiaire du vagin. Ce travail de résorption s'effectue probablement en même temps sur deux points séparés, de chaque côté de la ligne médiane formant cloison verticale ; car on a trouvé, dans certains cas, le vagin double sur toute l'étendue de son parcours. De ces trois portions du vagin, l'une ne présente que peu d'étendue : c'est l'inférieure. Elle serait, en effet, limitée supérieurement par l'hymen, de sorte qu'elle ne prendrait aucune part à la constitution du vagin proprement dit. Le processus formatif se bornerait à la perforation de cette membrane. Les deux autres portions paraissent offrir une longueur à peu près égale.

Ce mode de développement du vagin aux dépens du blastème interposé entre la vessie et le rectum est purement hypothétique, et contredit d'une manière manifeste aussi bien par les faits tératologiques que par les recherches récentes, en particulier celles de Thiersch, de Dorhn, de Bankes, de Kölliker, de Langenbacher.

Thiersch. — Thiersch a fait remarquer que les canaux de Wolff et de Müller se soudent à leur extrémité inférieure, et forment un cordon quadrangulaire, le *cordon génital*, dans lequel on trouve en avant les deux lumières des canaux de Wolff, et en arrière celles des canaux de Müller. Ces derniers se fondraient ensemble de bas en haut dans l'embryon femelle, et formeraient un seul canal qui deviendra l'utérus et le vagin. Les cornes naissent des parties adjacentes qui ne sont pas contenues dans le cordon génital.

Dorhn. — Dorhn a cherché à préciser comment s'effectue la fusion des conduits de Müller à l'intérieur du cordon génital. Les recherches faites sur des embryons d'animaux différents ne s'accordent pas, et l'on manque d'observations sur les embryons humains. Dorhn a étudié successivement les embryons du mouton, du renard, du porc, du bœuf et des embryons humains, et il a trouvé les résultats suivants :

1° La fusion des conduits de Müller commence entre le

tiers moyen et le tiers inférieur du cordon génital. De là, elle s'étend en haut et en bas, mais envahit plus rapidement le segment inférieur que le supérieur. La plus grande fréquence des fissures de l'utérus dans sa partie supérieure s'accorde avec cette donnée.

2° Des canaux de Müller, le gauche est situé d'ordinaire plus en avant que le droit, et généralement ils se fusionnent dans cette position oblique. Cela tient à la pression qu'exerce la partie terminale de l'intestin situé à gauche. La rotation que l'on remarque habituellement de l'utérus sur son bord gauche et en avant tient à la disposition première de cet organe chez l'embryon.

3° Dans l'embryon humain, la fusion des canaux de Müller s'effectue relativement vite et de bonne heure; chez un embryon de deux mois on trouve la fusion complète dans toute l'étendue du cordon génital.

4° On ne peut encore dire si le point où commence la fusion des conduits de Müller correspond à celui où plus tard se joignent l'utérus et le vagin, parce que l'époque où commence la fusion et celle où apparaît l'ébauche du vagin sont trop éloignées l'une de l'autre, pour que l'on puisse reconnaître ces deux formations sur une seule préparation. Il est probable pourtant que ces deux points se correspondent.

KÖLLIKER. — Kölliker a modifié la description de Thiersch, en ce sens que les canaux de Müller, d'abord séparés, se rapprochent et se soudent en un seul canal, mais qui ne reste pas tel quel jusqu'au sinus uro-génital; car il redevient double plus bas, dans le tiers inférieur du cordon génital, et s'abouche par deux ouvertures dans le sinus uro-génital. Il en résulte que les canaux de

Müller se soudent d'abord dans le milieu du cordon génital, et restent assez longtemps doubles à ses deux extrémités. Kölliker admet en même temps que la paroi totale du cordon génital contribue à former la tunique fibreuse de l'utérus et du vagin, et de cette façon, les canaux des reins primitifs servent, sinon comme tubes épithéliaux, au moins de cette manière à la construction du canal génital femelle. Il pense aussi que la cloison des canaux tombe à la fin du deuxième mois, mais que cependant l'utérus est encore bicorne au troisième mois. Peu à peu les cornes se soudent et l'organe devient simple.

Langenbacher. — Langenbacher a publié un long mémoire dans lequel il s'attache surtout à démontrer que le point de fusion des canaux varie suivant les espèces animales *(Arch. für mikroscopische Anatomie* (1882).

Après avoir exposé les théories de Thiersch, de Dohrn et de Kölliker, il donne les résultats de ses recherches personnelles, qui ont porté surtout sur des embryons de lapin. La situation des canaux de Müller est chez le lapin la même que celle décrite chez les autres animaux, c'est-à-dire que, dans toute l'étendue du corps de Wolff le canal de Müller descend au côté externe, puis passe au côté interne du canal de Wolff.

Il n'a pas trouvé, comme Dorhn, les orifices des deux canaux de Müller distincts, mais bien une embouchure unique dans le sinus uro-génital. Les deux canaux se réunissent sous un angle aigu, et se trouvent serrés entre les orifices des canaux de Wolff. L'abouchement des canaux de Müller se fait de la façon suivante : Ces canaux ont encore leurs pointes saillantes, au moment où ils atteignent le sinus uro-génital, et comme ils descendent au côté interne des canaux de Wolff et qu'ils sont situés sur un même plan, ils doivent nécessairement se rencontrer dans l'espace très étroit qui existe entre les orifices de Wolff, et pénétrer ensemble dans le sinus uro-génital. Les lumières des canaux de Müller qui atteignent un peu plus tard le sinus uro -génital doivent donc se pénétrer l'une l'autre, avant l'abouchement dans ce sinus.

La dilatation qui se trouve chez les lapins à la partie inférieure du canal de Wolff contribue aussi à produire la coalescence des canaux de Müller.

Après la rencontre des canaux de Müller dans le sinus uro-génital commence leur fusion et la formation du *cordon génital* de Thiersch.

La fusion des canaux de Müller, s'effectuerait d'une façon spéciale chez les lapins. Elle ne commence ni au milieu, comme le prétend Kölliker, ni au point indiqué par Dorhn avec tant de précision, à savoir l'union du tiers moyen et du tiers inférieur du cordon génital; mais, dans tous les cas, elle commence à la partie inférieure, ainsi que Thiersch l'a avancé. De ce que l'orifice des canaux de Müller déjà fusionnés présente, chez des embryons plus avancés, une lumière transversale ou en forme de biscuit, et offre l'aspect d'une fusion qui n'est pas encore complète, il ne faut pas en conclure que cette fusion commence au milieu pour s'étendre en haut et en bas, comme cela semble être le cas chez les autres animaux. On peut, en effet, s'assurer très facilement que la fusion commence à la partie inférieure chez le lapin, en faisant des coupes sur des embryons de 3 à 5 centimètres. L'orifice des canaux de Müller fusionnés a d'abord une lumière ronde ou ovale. Ce n'est que plus tard que l'on trouve la forme en biscuit sur une coupe transversale, et cette forme, qui n'est jamais primitive, peut tenir à différentes causes. Elle peut se produire à la suite d'une fusion partielle des orifices des canaux de Wolff.

Il ne peut, par conséquent, pas être question chez le lapin d'une connexion entre le point où commence la fusion des canaux de Müller, et celui où, plus tard, l'utérus et le vagin se réunissent, comme Dohrn le pensait. Ce point correspond au tiers supérieur du cordon génital, et il est facile de s'en assurer, puisque l'utérus est double chez le lapin et se différencie de bonne heure du vagin. Le vagin résulte de la soudure des canaux de Müller, tandis que les lumières de ces canaux ne se fusionnent pas au niveau de l'utérus, bien que les parties les plus inférieures des deux conduits soient situées dans le cordon génital. Les parois s'adossent et se soudent à ce niveau, mais les deux lumières sont séparées et s'ouvrent isolément dans le vagin.

Chez les animaux à utérus simple, le point de séparation de l'utérus et du vagin est plus difficile à préciser. Il ne doit pas correspondre pourtant au point primitif de la fusion des canaux de Müller, il faut le chercher plus haut. Langenbacher ne croit pas se tromper, en pensant que ce point de séparation est le même chez l'homme et les autres animaux que chez le lapin, et se trouve, par suite, au tiers supérieur du cordon génital. Mais, chez les animaux qui possèdent un corps de l'utérus, les canaux de Müller se fusionnent sur une certaine étendue au-dessus de ce point ; tandis que, chez le lapin, ils restent séparés, et leurs parois ne sont qu'adossées l'une à l'autre.

La fusion des canaux de Müller commence chez les embryons de lapin à peu près à l'époque où ceux-ci atteignent 2 1/2 à 3 centimètres, et est achevée chez les embryons ayant de 4 à 5 centimètres. Mais on ne peut assigner de limites précises à ce processus.

Après la fin de la fusion des canaux de Müller qui, se fait dans les deux sexes, se produit chez les embryons femelles une dilatation des points fusionnés. Cette dilatation commence à la partie inférieure du cordon génital et s'étend de là en haut, mais atteint très rapidement une plus grande étendue à la partie moyenne, ce qui donne à la formation entière un aspect fusiforme.

A la même époque s'effectue aussi la dilatation des canaux de Müller situés plus haut, qui ne se fusionnent pas et forment les deux utérus.

Cette dernière dilatation s'étend en haut jusqu'au point d'insertion de ce qui sera plus tard le ligament rond. Chez les embryons de 6 centimètres, on voit la dilatation aussi bien des canaux de Müller fusionnés à l'intérieur du cordon génital, que de celle de la partie située en dehors s'étendre assez loin; et chez les embryons de 7 à 8 centimètres, les limites entre l'oviducte, l'utérus et le vagin sont presque toujours nettement visibles.

La partie supérieure des canaux de Müller, d'où résulte la trompe, n'éprouve aucune dilatation bien marquée, sauf en haut, au niveau du pavillon qui devient manifestement infundibuliforme.

Chez les embryons des deux sexes, jusqu'au moment où ils atteignent à peu près 5 centimètres, la forme et la situation des canaux de Wolff et de Müller sont à peu près les mêmes dans l'étendue du cordon génital, c'est-à-dire, que les canaux de Müller, sont fusionnés et un peu dilatés à leur partie inférieure ; les canaux de Wolff offrent aussi une dilatation à leur point d'orifice. Chez les embryons mâles, la dilatation des conduits de Wolff est plus grande ; leurs lumières s'approchent plus près l'une de l'autre, et déplacent peu à peu la partie inférieure des canaux de Müller fusionnés qui est située entre elles et commence à s'atrophier. Finalement, les portions dilatées des canaux de Wolff se réunissent et forment une cavité commune, en arrière de laquelle on peut encore apercevoir les restes manifestes des canaux de Müller, qui ne tardent pas d'ailleurs à disparaître complètement chez le lapin. Chez les autres animaux, ces restes constituent l'utérus masculin ou organe de Weber.

Langenbacher a étudié aussi les canaux de Müller chez les embryons des autres animaux : le porc, le renard, le mouton. Il a toujours vu deux orifices distincts dans le sinus uro-génital. Chez tous ces animaux, les canaux de Wolff s'ouvrent à des intervalles séparés les uns des autres dans le sinus uro-génital, tandis que, chez le lapin, les orifices sont contigus. Par suite, les canaux de Müller qui descendent dans le cordon génital ne sont pas fusionnés, mais s'ouvrent séparément près des canaux de Wolff, en bas et en arrière de ceux-ci. Quant à la situation de ces canaux dans le cordon génital, ils sont très rapprochés l'un de l'autre, et l'on comprend ainsi que la fusion ne commence pas chez ces animaux en bas, mais vers le milieu du cordon génital, pour s'étendre de là en bas et en haut. Mais il n'est pas possible de déterminer le point exact où commence la fusion, car ce point est variable, et ne correspond à aucune formation précise chez les adultes.

Voici maintenant les conclusions que tire Laugenbacher de ses recherches :

1° Les orifices primitifs des canaux de Müller dans le sinus uro-génital diffèrent, chez le lapin, des mêmes orifices chez les autres animaux ; tandis que, chez la plupart, les canaux de Wolff s'ouvrent dans le sinus à une distance plus ou moins grande l'un de l'autre ; ces orifices se trouvent rapprochés chez le lapin. Par suite, les canaux de Müller, qui descendent dans le cordon génital au côté interne des canaux de Wolff, se rencontrent un peu avant dans le sinus, et pénètrent dans celui-ci à l'état de fusion. Par conséquent, l'orifice primitif des canaux est commun dans le sinus chez les lapins, et distinct chez les autres animaux.

2° La fusion des conduits de Müller ne commence pas chez le lapin au milieu du cordon génital, comme cela semble être le cas chez les autres animaux, mais toujours en bas.

3° Chez le lapin, le vagin est formé par la partie fusionnée des conduits de Müller ; celle qui forme l'utérus ne se fusionne pas, bien que l'extrémité inférieure de celui-ci soit situé encore dans le cordon génital. Le point extrême de la fusion des conduits de Müller se trouve, chez le lapin, au tiers supérieur du cordon génital, et correspond à la limite future de l'utérus et du vagin.

Chez le lapin, on trouve une dilatation et une fusion des conduits de Wolff, à la partie inférieure du cordon génital, et il en résulte la *vésicule séminale impaire* qui, pendant longtemps, a été prise à tort comme un utérus masculin.

§ 8. — DÉVELOPPEMENT DE L'HYMEN

On considère, en général, l'hymen comme une membrane qui ferme en partie l'orifice du vagin et est assez mince pour se déchirer pendant les premières approches sexuelles. Au point de vue de sa structure, les uns admettent que cette membrane est formée par un repli de la muqueuse du vagin, les autres qu'elle est constituée par l'adossement des muqueuses vaginale et vulvaire. A proprement parler, ce qu'on appelle hymen n'est pas autre chose que l'extrémité antérieure du canal vaginal, doublée à l'extérieur par la muqueuse vulvaire; ce qui le prouve, c'est non seulement l'examen histologique, mais une dissection qui montre la prolongation des colonnes et des brides de la muqueuse vaginale sur la face interne, et jusqu'à l'orifice de l'hymen. Lorsque le vagin est isolé des parties voisines, il apparaît comme un canal se terminant en avant par une partie hémisphérique perforée. Ainsi donc, l'hymen, en tant que membrane propre, spéciale, distincte, indépendante, n'existe pas.

L'orifice vaginal n'est autre chose que l'orifice hyménéal lui-même. Les données que l'on possède sur le développement de cette membrane viennent également à l'appui de cette assertion. L'hymen est, en effet, une simple transformation du renflement primitif par lequel le canal de Müller s'ouvre dans le sinus uro-génital.

En d'autres termes, l'hymen représente la partie inférieure de la paroi du vagin qui proémine dans le vestibule du vagin. Rappelons-nous que le canal de Müller est d'abord un cordon plein qui chemine à côté de son congénère, et, arrive dans cet état, jusqu'au sinus uro-génital, dans la cavité duquel il manifeste sa présence par un tubercule saillant; puis, une lumière apparaît

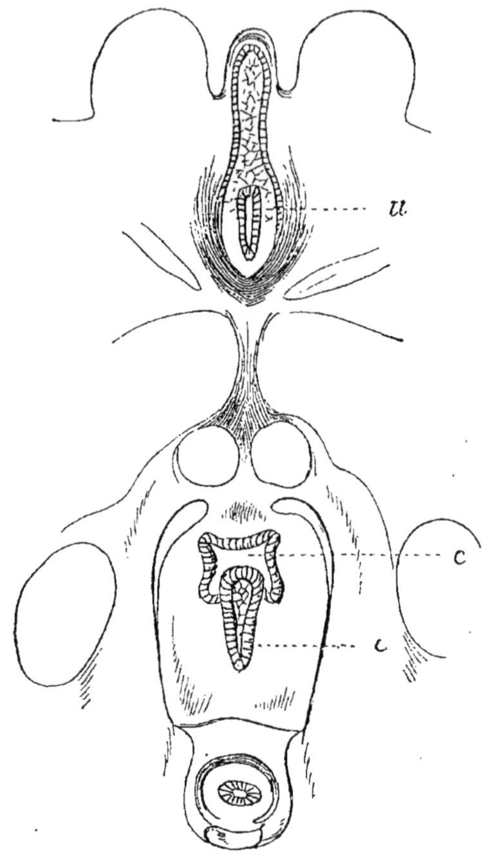

Fig. 5 (dessin inédit de Cadiat).
u, Urètre; — c, Cloaque; — v, Vagin.

dans l'intérieur de ce cordon, et s'avance jusqu'à sa partie terminale où elle s'ouvre dans le sinus. La figure 5 représente l'abouchement du vagin dans le cloaque, à l'état du tube épithélial, mais il en est encore séparé par une couche épithéliale qui est l'hymen. (Cadiat).

La cavité vaginale, étant primitivement divisée en deux cavités secondaires par une cloison formée par l'adossement des deux canaux de Müller, il doit y avoir primitivement deux ouvertures vaginales et, par suite, deux membranes hyménéales. Puis, quand la cloison longitudinale se résorbe, et que le canal vaginal devient simple

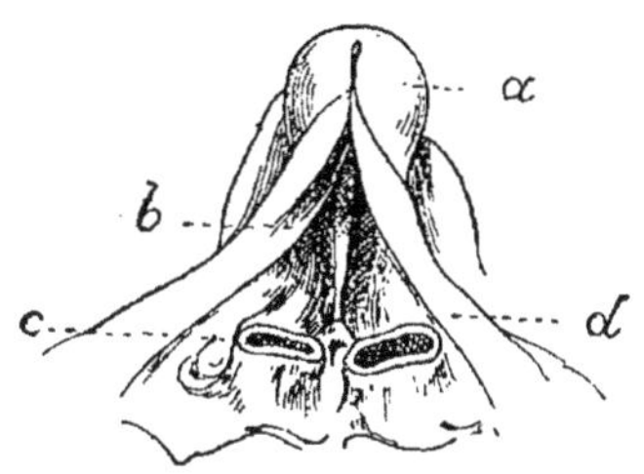

FIG 6. (dessin inédit de Cadiat).
a, Clitoris; — *b*, Symphyse pubienne; — *c*, Hymens.

les deux hymens se réunissent et se confondent en une seule membrane. Chez la plupart des mammifères, le processus de résorption gagne cette membrane elle-même qui disparaît complètement. Elle ne persiste que chez les femelles de singe et la femme. A l'état normal, cette membrane est perforée, et son orifice peut affecter une foule d'aspects dans le détail desquels nous n'avons pas à entrer. En général, l'ouverture est plus rapprochée de l'orifice urétral que du côté opposé, ce qui tient, d'après Dorhn, à ce que la paroi antérieure du vagin est plus amincie que la postérieure.

Pour le même auteur, le développement de l'hymen se fait relativement tard ; il ne commence à apparaître que vers la dix-neuvième semaine, comme une espèce de bourgeonnement du pourtour de l'orifice vaginal, faisant saillie dans la cavité du sinus uro-génital.

§ 9. — DÉVELOPPEMENT ULTÉRIEUR DE L'UTÉRUS ET DU VAGIN

Nous n'avons envisagé jusque-là le développement du conduit utéro-vaginal qu'au point de vue du processus qui arrive à les différencier du reste du système génital. C'est, en somme, l'évolution des canaux de Müller que nous avons exposée. Or, ces canaux, au début, ont des parois simplement épithéliales. Ce n'est que plus tard que leur structure se complique, et qu'on voit entrer d'autres éléments dans leur composition, comme du tissu fibreux, du tissu musculaire, des vaisseaux. L'utérus et le vagin sont constitués lorsque les deux canaux de Müller se sont adossés, puis soudés, et que leurs cavités se sont fondues en une seule. Mais avant d'arriver à l'état adulte, ils ont encore beaucoup de modifications à subir. Ils doivent se différencier l'un de l'autre, et prendre une muqueuse, une tunique musculaire, qu'ils ne possèdent pas encore.

Au troisième mois, chez l'homme, on ne voit encore aucune trace de division dans le conduit utéro-vaginal; ce n'est que dans le cinquième, et encore mieux dans le sixième mois, que l'utérus commence à se délimiter. Il se forme, en effet, à l'endroit qui deviendra plus tard l'*orifice externe*, un renflement annulaire léger, qui se transforme peu à peu dans les derniers mois en portion vaginale. A la même époque, c'est-à-dire vers le milieu de la grossesse, le vagin s'est très élargi et ses replis commencent à se former.

Au cinquième mois, l'utérus n'a pas de parois musculaires plus épaisses que le vagin, mais on y trouve déjà des plis (Dohrn) qui sont les plis du col. Pendant le sixième mois, les parois de l'utérus commencent à s'épaissir en partant du col. Cet épaississement se continue jusqu'à la fin de la grossesse. La paroi musculaire de l'utérus et du vagin dérive tout entière du cordon génital; par conséquent, les canaux de Wolff doivent être compris dans ce processus formatif. Beigel a démontré, sur des embryons des derniers mois, dans la paroi de l'utérus, l'existence de ces canaux. Kölliker a vu également sur des embryons de sept mois les canaux de Wolff, sous forme de petits canaux épithéliaux placés de côté, un peu en avant, dans les couches superficielles de la paroi épaisse de l'utérus. Cependant ces canaux ne disparaissent pas toujours, ils se conservent chez certaines femelles de mammifères (truies, ruminants), et s'appellent les canaux de Gaertner, que l'on trouve de chaque côté de l'utérus dans l'épaisseur des ligaments larges.

Au moment de la naissance, le col forme à peu près les deux tiers de l'organe dans son ensemble, et il est beaucoup plus épais que le corps et le fond de l'utérus; c'est ce qui explique la forme cylindrique de l'utérus fœtal.

Il revêt peu à peu l'aspect qui lui est propre, à mesure que le corps prend son développement normal. Sa situation, sa direction, ses rapports, ne sont également pas les mêmes qu'à l'état adulte, à cause de la différence de développement qui existe d'un âge à l'autre, non seulement entre les diverses parties des organes génitaux, mais encore entre celles du bassin. L'excavation pelvienne étant peu développée dans l'enfance, l'utérus, comme la vessie, dépasse à cet âge, plus qu'à l'état d'adulte, le détroit supérieur, s'incline généralement et même s'incurve en avant. Mais, en somme, c'est surtout dans l'antagonisme du corps et du col que résident des différences

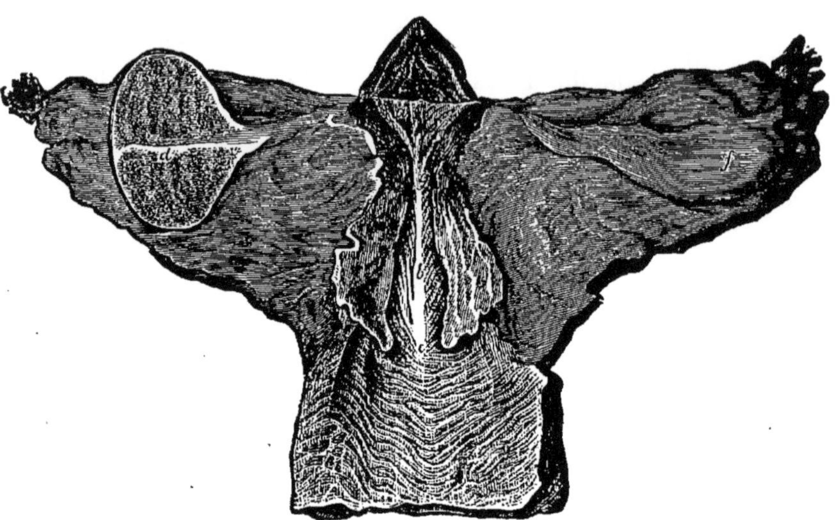

Fig. 7. — Utérus d'enfant nouveau-né (d'après Farre).

remarquables d'un âge à l'autre. Chez l'enfant le col est très grand, le corps très petit. Le col est à peu près cylindrique. Le corps est triangulaire, plus aplati que chez l'adulte ; son bord supérieur est droit ou légèrement concave, vestige de la coalescence des cornes utérines ; son extrémité inférieure se continue sans démarcation tranchée avec le col. L'isthme est indiqué, à cet âge, moins par un rétrécissement que par un changement de direction entre le col et le corps. D'après les recherches de Boullard, il existe très fréquemment un antéflexion du corps sur le col.

Les données que l'on possède actuellement sur le développement de la muqueuse utérine, sont encore incomplètes ; cette muqueuse, comme le reste de l'utérus, ne participe pas au développement graduel des autres organes et reste stationnaire, depuis la vie fœtale jusque peu avant la menstruation; son épaisseur reste longtemps peu considérable. Elle varie chez l'enfant de $0^{mm},5$ à 1 millimètre. Dès le début, l'épithélium de la cavité du col et du corps est cylindrique, et ne présente pas de cils vibratiles; leur apparition précède de peu de temps le début de la menstruation. Voici la note que nous a communiquée M. le professeur Renaut. sur l'épithélium du col utérin :

« L'épithélium qui recouvre la partie intra-vaginale du col de l'utérus est construit sur le type du corps de Malpighi. C'est là une preuve persistante de son origine ectodermique.

« Comme toutes les portions du corps muqueux invaginées soustraites à l'exposition de l'air, telles, par exemple, que celles qui tapissent les muqueuses buccale œsophagienne jusqu'au cardia, l'épithélium stratifié du col utérin présente des caractères qui le distinguent de celui de la peau proprement dite.

« La couche des cellules prismatiques est nettement développée, les éléments qui composent cette couche (couche génératrice de Robin et Rémy), ont un grand diamètre vertical; ils sont disposés en rangée analogue à celle des épitheliums cylindriques. Ils possèdent des pointes de Schultze qui les réunissent les uns aux autres à travers les lignes de ciment.

Au-dessus de cette couche existe un réseau muqueux, formé de cellules stratifiées, dans lesquelles les pointes latérales ne sont pas distinctes. Plus extérieurement enfin, et sans intermédiaire de *stratum granulosum*, ni de *stratum lucidum*, viennent les couches épidermiques proprement dites. Elles sont formées de cellules cornées, que le picrocarminate d'ammoniaque teint en jaune, et qui renferment un noyau bien développé que le réactif colore en rouge. Il n'y a pas là d'atrophie progressive des noyaux comme dans le stratum corné des couches épidermiques exposées à l'air (celles du doigt, par exemple).

« Dans tous les revêtements ectodermiques des muqueuses, cette même disposition peut être observée; l'imprégnation cornée s'y fait donc par un procédé particulier dans lequel l'éléidine, découverte par Ranvier, ne prend pas la même part à la transformation.

« Quant à l'épithélium de la partie interne ou lumière du col, il est, comme celui des plis de l'arbre de vie, formé de cellules caliciformes ou glandes monocellulaires à mucus. Il est ici impossible, de par l'épithélium, d'avoir sur l'adulte une idée de l'origine embryologique de la muqueuse, car l'épithélium caliciforme se montre à la fois dans des épithéliums émanés de l'ectoderme et dans d'autres provenant de l'entoderme. Mais il est un point sur lequel il convient d'insister : c'est que certaines tumeurs, prenant manifestement leur origine dans cet épithélium, donnent naissance à des formes très rapprochées, de ce que Malassez a décrit sous le nom d'epithéliums muquoïdes. On sait que ces tumeurs, au lieu de reproduire des tissus simples, tendent à prendre la forme d'organes complexes. Elles ne sont jamais plus fréquentes que dans les organes tels que le testicule, ou surtout l'ovaire, qui ont pris leur origine, quant à l'épithélium, dans l'épithélium germinatif de Waldeyer. Il semble donc y avoir une parenté entre les productions du testicule et de l'ovaire et certaines néoplasies de la portion interne du col utérins.

« Quant au revêtement malpighien de la partie vaginale, il est certainement l'origine des deux formes les plus communes d'épithélium utérin : le cancroïde et l'épithéliome tubulé. »

On n'a pas trouvé de papilles dans la cavité du col des enfants nouveau-nés ; mais elles sont déjà nombreuses sur des utérus de huit à neuf ans, et augmentent de plus en plus avec l'âge.

D'après M. Cornil (*Journal de l'anatomie*, 1874), sur les utérus d'enfants nouveau-nés, il n'y a pas de glandes composées ni de papilles, et les parties que l'on pourrait regarder comme des glandes simples rudimentaires consistent uniquement dans une dépression folliculaire de la muqueuse. Ces follicules existent à la surface et dans les sillons de l'arbre de vie; leur ouverture ou goulot en est la partie la plus large, et ils sont tapissés par une couche simple d'épithélium cylindrique. Les follicules du corps de l'utérus sont exactement les mêmes que ceux du col.

D'après de Synety, le rapport inverse que présentent entre eux le corps et le col de l'utérus, suivant l'âge de l'individu, au point de vue de l'anatomie descriptive, se retrouve également dans leur structure intime. Ainsi, chez un enfant de six à sept ans, c'est à peine si l'on observe de loin en loin, dans la muqueuse du corps utérin, quelques invaginations de l'épithélium pénétrant peu profondément dans le stroma, et constituant de rares glandes rudimentaires, tandis que celles du col sont complètement développées, et atteignent à peu près les dimensions qu'elles présentent chez l'adulte.

A tous les âges, et même chez les enfants qui viennent

de naître, la cavité du col utérin est remplie par un liquide visqueux, gluant, transparent, de couleur blanche ou ambrée qui est secrété par ces glandes.

Le développement des glandes de l'utérus a été encore peu étudié.

D'après Planteau (*Journal de l'anatomie*, 1881), qui l'a étudié sur des fœtus de jument, il y aurait un mode de développement absolument différent de celui des glandes en général. On sait que là où une glande doit se développer, il se montre d'abord un épaississement épithélial, épaississement qui, à son tour, devient un bourgeon plein qui va s'enfoncer et se ramifier dans les tissus sous-jacents. La glande est déjà formée avant qu'une cavité n'apparaisse dans son intérieur par disparition des cellules les plus centrales.

Planteau a constaté sur la muqueuse utérine de la jument un processus tout différent. Il n'y a pas épaississement de la couche épithéliale, mais dépression, d'abord en sillon, puis en gouttière. Enfin, les deux bords de la gouttière se rejoignent, et le tube glandulaire est formé, et il compare ce processus à celui par lequel, à la face postérieure de l'embryon, se développent les centres nerveux par involution du feuillet externe du blastoderme.

CHAPITRE III

ANATOMIE COMPARÉE

Nous avons, dans notre introduction, cherché à donner une esquisse rapide du phénomène de la reproduction, à indiquer par quel mécanisme la nature arrive à perfectionner les organes génitaux à mesure que l'on remonte dans la série animale.

Nous avons vu que chez les animaux les plus inférieurs, la reproduction n'était qu'un simple fait de nutrition, et pouvait être comparée à une multiplication cellulaire, soit par scission, soit par gemmation, que la génération par spore était un terme déjà plus élevé, mais que le premier pas réel dans la différenciation était représenté par la reproduction sexuelle, consistant en la production de germes qui ne possèdent pas eux-mêmes la faculté de se développer en organismes nouveaux sans y être sollicités par leur union avec un autre élément constituant de l'organisme.

L'origine des sexes résulte donc d'une différenciation qui, primitivement possible dans toute partie de l'organisme, s'est localisée ensuite en un point particulier de ce dernier.

Ces germes sont les *œufs*, et l'*élément fécondant* le *sperme*.

Les rapports entre les organes producteurs des œufs et de la semence sont des plus divers et doivent également être appréciés au point de vue de leur différenciation.

Dans les divisions inférieures, les deux organes sont réunis l'un à l'autre, parfois même, au point qu'une seule et même glande suffit à la production des œufs et du sperme (glandes hermaphrodites).

La différenciation sexuelle s'achève par la répartition des deux organes sur des individus différents ; la reproduction n'exige plus seulement le concours de deux substances différentes, l'œuf et la semence, mais la présence nécessaire de deux individus, qu'on distingue en mâle et femelle.

C'est de l'état hermaphrodite, considéré comme inférieur, que se déduit la séparation des sexes. Cette transformation résulte d'une atrophie de l'un ou l'autre des appareils sexuels. Même dans les appareils devant atteindre au plus haut degré de développement, il existe une réunion primitive des organes générateurs. En un mot, tout individu, à un certain état de son évolution, présente une conformation hermaphrodite.

La séparation sexuelle accomplie exerce une influence sur l'ensemble de l'organisme, parce qu'elle détermine dans chacun des sexes une série de modifications se manifestant même dans des organes qui, à leur origine, étaient loin d'avoir aucun rapport avec la fonction reproductrice. A mesure que cette différenciation s'effectue, les organes génitaux deviennent plus complexes. Tandis que dans l'état le plus simple, leurs produits arrivent dans la cavité générale du corps ou immédiatement en dehors, après s'être simplement détachés de leur point de formation, on voit graduellement intervenir des voies d'issue qui arrivent à être de plus en plus compliquées dans leurs dispositions.

Sur les conduits de sortie du sperme, il se forme des réservoirs servant à recueillir ce dernier, des glandes sécrétant des liquides qui se mêlent à lui, enfin des dispositions ayant pour but de transporter le tout dans l'appareil opposé *(organes d'accouplement)*. De même, pour l'organe formateur des œufs, le canal de sortie de l'ovaire ou oviducte, est pourvu d'élargissements dans lesquels les œufs acquièrent tantôt des enveloppes spéciales, tantôt se développent ultérieurement, c'est l'*utérus*.

Des formations accessoires reçoivent la semence transmise par l'accouplement, c'est le *vagin*.

Enfin, une foule d'autres parties servent à assurer le succès de l'accouplement, de la ponte et la conservation de l'œuf.

Ce sont ces perfectionnements progressifs des organes, ajoutés à l'organe femelle, que nous allons exposer. Nous commencerons immédiatement par leur étude chez les vertébrés, car il n'existe rien chez les invertébrés qui puisse être assimilé à l'utérus et au vagin.

Lorsque l'on étudie les organes de reproduction chez les vertébrés, un premier fait qui frappe, c'est leur réunion avec les organes d'excrétion urinaire en un appareil unique.

Cette disposition, qui existe d'ailleurs chez quelques invertébrés, chez les vers, par exemple, où l'on voit les organes excréteurs *(canaux tortillés)* servir en même temps de conduits générateurs, est une condition de l'organisation des vertébrés. Cependant, cette réunion est plus complète à l'état adulte que pendant l'état embryonnaire, où il existe une certaine indépendance entre les deux sortes d'organes.

La différenciation sexuelle est partout réalisée chez les vertébrés ; elle présente quelquefois pourtant des indications d'une réunion primitive des deux appareils générateurs sur un seul individu. Ceci est exprimé dans les ébauches des organes reproducteurs, aussi bien que dans la conformation hermaphrodite, indiquée, dans certains cas rares, dans l'état différencié des glandes génératrices.

Cependant, au bas de l'échelle des vertébrés, chez l'*amphioxus* et les *cyclostomes*, on trouve des états qui ne conduisent pas directement aux dispositions définitives des vertébrés supérieurs, mais correspondent plutôt aux ébauches encore indifférentes des organes génitaux de ces derniers.

En effet, conformément à ce qui existe chez beaucoup d'invertébrés, les glandes génitales de l'amphioxus ne se distinguent que par la nature de leurs produits, qui, n'ayant pas de conduit excréteur spécial, tombent dans la cavité du corps qui les évacue par un orifice particulier.

Chez les cyclostomes, les conduits excréteurs font aussi

défaut. La sortie des produits a lieu par un orifice de la paroi dorsale du corps, le *pore génital*.

Il y a donc une séparation complète des appareils urinaire et génital, et ceci les rattache à l'état embryonnaire des autres vertébrés. Chez tous ces derniers, cet appareil urinaire indépendant apparaît dans les phases précoces du développement. Mais, seulement chez une partie d'entre eux, il persiste à son état primitif et fonctionne principalement comme organe d'excrétion du rein.

Cette signification de l'organe primitif est, chez les vertébrés supérieurs, circonscrite aux toutes premières phases de l'état embryonnaire, car ensuite il s'en détache un organe nouveau qui prend le rôle du premier dans l'organisme en voie de développement.

Le premier organe glandulaire devient alors le siège d'autres fonctions, et subsiste, au moins anatomiquement, avec de nombreuses modifications, ou disparaît en ne laissant que des formations qui se sont produites à ses dépens.

Les reins primordiaux ne tardent donc pas à présenter une formation nouvelle, cheminant à côté de leur canal excréteur, sous forme d'un ruban, qui peu à peu se transforme en un canal, le *canal de Müller*.

Les deux canaux de Müller et les canaux excréteurs des reins primordiaux offrent, dans leur manière de s'ouvrir au dehors, des conditions différentes suivant les divers groupes.

En général, on peut dire que les conduits des reins primordiaux s'ouvrent dans la partie terminale du tube intestinal primitif (sélaciens, amphibiens, reptiles, oiseaux) ou dans une dilatation qui se forme sur la paroi de l'ébauche de l'intestin, l'allantoïde ; les ouvertures des conduits de Müller se comportent de même.

On remarque de nombreuses différenciations de ces canaux, en vertu desquelles la disposition générale des appareils génito-urinaires prend des formes caractéristiques dans les diverses divisions des vertébrés.

Une différenciation, commune à tous les vertébrés, est celle des glandes génitales, phénomène qu'accompagnent des modifications correspondantes dans les autres parties, dont les unes sont transformées en canaux destinés à l'excrétion des produits sexuels, tandis que les autres subissent une rétrogradation complète.

Les ébauches des deux sexes se trouvent ainsi réunies sur un même individu, et indiquent un état non différencié. D'où on peut conclure que les parties aujourd'hui présentes seulement dans l'embryon ont, autrefois, fonctionné à côté l'une de l'autre, et que l'hermaphrodisme a été le caractère de l'appareil génital des premiers vertébrés.

Les cyclostomes et les leptocardes diffèrent des autres vertébrés en ce que, chez eux, il n'y a aucune relation entre les reins primordiaux et l'appareil sexuel.

Chez les sélaciens, on trouve un développement de l'appareil génital bien plus complet et plus élevé que chez les ganoïdes et les téléostéens ; mais, chez ces derniers, les dispositions semblent être plutôt une réduction de l'appareil génital des sélaciens.

Chez les sélaciens, les ovaires, placés de chaque côté de la colonne vertébrale, ne sont pas en continuité avec les oviductes, qui sont toujours pairs ; ceux-ci s'étendent très en avant, et sont soudés entre eux par leur orifice abdominal; d'où une large ouverture infundibuliforme. L'extrémité inférieure de chaque oviducte est différenciée sur un espace assez grand, de manière à constituer un organe dont les parois sont fréquemment plus épaisses, et qui fonctionnent comme un utérus. Un pli circulaire forme la limite entre ce dernier et l'oviducte.

Les deux utérus soudés extérieurement, dans quelques espèces, sur une partie de leur parcours, débouchent dans le cloaque. Les oviductes sont en connexion constante avec des organes glandulaires qui forment chez les sélaciens et les chimères une masse compacte enfouie dans la paroi de l'oviducte, à peu de distance de l'utérus.

Dans les autres groupes des vertébrés, on peut suivre *deux séries de formes divergentes* de ces dispositions :

L'une conduit par les ganoïdes aux poissons osseux.

L'autre, par les amphibiens reptiles et les oiseaux, à l'appareil sexuel des mammifères.

La première série implique essentiellement une rétrogradation ;

La seconde présente des différenciations qui se manifestent surtout aux extrémités des appareils des deux sortes.

Première série. — Dans la première série, ce sont les ganoïdes, et parmi eux l'esturgeon, qui offrent le plus de rapport avec les sélaciens.

Les glandes génitales manquent de canaux excréteurs particuliers; les parties sexuelles arrivent dans la cavité abdominale. Un canal très court, pourvu d'une ouverture infundibuliforme, sert à leur sortie.

Ce canal peut être attenant à l'urètre souvent dilaté en vessie, et y déboucher, ou bien il s'accroît considérablement, et l'urètre, demeuré étroit, vient s'ouvrir à son intérieur, de sorte que les voies d'excrétion des organes génitaux sont, en grande partie, subordonnés à celles du système urinaire.

Il en résulte que, *dans les deux sexes*, une partie du conduit excréteur des reins primordiaux, ou plutôt un canal en dérivant, le canal de Müller, se développe au même degré, se rattache physiologiquement à l'appareil mâle, et y joue le rôle qui, dans les autres vertébrés, incombe aux reins primordiaux, lorsqu'ils persistent, et à leur canal excréteur, puisqu'ils se transforment en épididyme et canal déférent.

Chez les téléostéens, l'appareil d'évacuation qui représente le canal de Müller chez les ganoïdes, ne se développe plus.

Chez les *salmonides*, les œufs tombent dans la cavité abdominale, d'où résulte une analogie avec ce qui a lieu chez les *ganoïdes* et les *sélaciens*, quoique l'évacuation au dehors se fasse par un pore abdominal et non par le conduit de Müller.

Amphibiens. — Les organes reproducteurs des amphibiens ont une grande importance en ce que la formation de leur canal déférent se rattache à des états propres aux reins primordiaux qui, chez les vertébrés *amniotes*, ne sont que des dispositions transitoires. A ce point de vue, ils sont donc à un degré inférieur au-dessous des *sélaciens*.

Les oviductes flexueux, commençant très en avant, se dirigent en arrière pour déboucher dans le cloaque, après s'être réunis avec les conduits excréteurs des reins primordiaux qui ont conservé leurs fonctions.

L'appareil mâle est remarquable par la réunion du testicule avec le rein primordial auquel se rendent les canaux déférents ; de telle sorte que le conduit excréteur est en même temps un conduit séminal, de même qu'il représente l'oviducte chez les femelles.

Reptiles et Oiseaux. — L'arrangement de l'appareil sexuel des reptiles et des oiseaux répète dans ses traits fondamentaux celui décrit chez les sélaciens, et témoigne d'un développement ultérieur des dispositions existant chez les amphibiens ; les conduits excréteurs étant toujours séparés de ceux des reins primordiaux, lesquels ne persistent pas.

Chez les oiseaux, l'ovaire droit subit une réduction, et finit par disparaître entièrement.

Les oviductes naissent à une époque très précoce sous forme de canaux de Müller, sur le conduit excréteur des reins primordiaux.

Ce sont des canaux très apparents, commençant, en général, par un large orifice abdominal *(infundibulum)*, et dont les diverses portions ont une fonction différente.

Ils paraissent généralement tous formés de tubes sinueux, revêtus d'une muqueuse présentant de nombreux plis longitudinaux.

Correspondant à l'état des ovaires, l'oviducte gauche est seul développé chez les oiseaux ; sa partie terminale est caractérisée par une muqueuse pourvue de plis et de villosités considérables. C'est elle qui sécrète la coquille de l'œuf. Une différenciation semblable de la membrane muqueuse, sur certains points de l'oviducte, se retrouve aussi chez les reptiles.

Un tube court et étroit conduit à l'orifice du cloaque,

dans le voisinage duquel on rencontre fréquemment, chez les oiseaux des restes assez considérables de l'oviducte droit.

Chez les chéloniens, l'orifice de l'oviducte se trouve sur le col de ce qu'on appelle leur vessie urinaire qui constitue ainsi un sinus uro-génital.

Chez plusieurs serpents, les oviductes débouchent sur une partie invaginée de la paroi postérieure du cloaque.

Les oviductes manifestent la différenciation dont ils sont le siège sur quelques parties, par les différentes *sortes d'enveloppes* qu'ils fournissent aux œufs.

Ces revêtements sont déjà en nombre multiple chez les les amphibiens et les poissons. Une couche d'albumine d'épaisseur variable, enveloppant immédiatement l'œuf, est elle-même entourée d'un revêtement plus dur qui est la coque qui, chez les téléostéens, paraît pourvue d'un micropyle.

Chez les sélaciens, la coquille cornée et compacte de l'œuf porte souvent des appendices particuliers *(raie)*.

Les amphibiens sécrètent une gelée albumineuse qui réunit en grosses masses les œufs individuellement entourés d'une enveloppe particulière (grenouilles), ou les dispose en cordons (crapauds), ou enfin sert à fixer les capsules de l'œuf aux plantes aquatiques (tritons). Cette couche extérieure des œufs manque chez les oiseaux et les reptiles où la coquille est plus compliquée, et enveloppe l'œuf déjà entouré d'une plus ou moins grande quantité d'albumine. La coquille calcaire reste molle chez les reptiles, et se durcit par un abondant dépôt de chaux chez les oiseaux.

Mammifères. — Chez les mammifères, l'appareil

génital éprouve des modifications importantes, tant à cause du développement que prennent les diverses parties des conduits excréteurs, qu'en raison de l'adjonction de nombreuses parties accessoires.

Dans l'*appareil femelle*, ces dernières sont la plupart en rapport avec les connexions que l'embryon se développant hors de l'œuf contracte avec l'organisme maternel ; là où ces connexions sont peu développées, nous ne trouvons que des modifications faibles, comme chez les monotrèmes qui ont en commun avec les oiseaux le rabougrissement de l'ovaire droit.

Il n'y a également que les monotrèmes qui se rattachent directement aux autres divisions des vertébrés par la forme de leurs conduits excréteurs.

Chacun des deux conduits de Müller se transforme en un canal qui, séparé de celui de l'autre côté, s'ouvre dans un sinus uro-génital communiquant avec le cloaque. Chacun de ces canaux commence par un élargissement qui comprend l'ovaire correspondant, et représente un oviducte flexueux, tandis que son extrémité inférieure, caractérisée par une épaisse paroi musculaire, constitue un utérus. Les deux utérus débouchent donc indépendamment dans le sinus uro-génital.

Chez les autres mammifères, on remarque une réunion des conduits de Müller et des canaux des reins primordiaux en un cordon médian, le *cordon génital*.

Les canaux enfermés dans ces derniers subissent des différenciations ultérieures.

Chez les *marsupiaux*, les canaux de Müller, des deux côtés, ou se réunissent entre eux étroitement, chacun formant sur la partie paire un utérus, un oviducte ainsi qu'un vagin ; ou bien ils réunissent leurs orifices dans une cavité commune et impaire de laquelle, séparés de nouveau, ils se dirigent vers le sinus uro-génital où ils débouchent, après s'être encore, mais sur un court trajet, réunis de nouveau.

On a ainsi deux canaux décrivant une courbe en forme d'anse pour se rendre au sinus uro-génital. Ce sont les *canaux du vagin.*

Des conformations semblables se trouvent réalisées chez les mammifères placentaires pendant la période embryonnaire, indiquant ainsi les rapports étroits qui existent entre eux et les marsupiaux.

Les canaux de Müller présentent, pendant le cours de leur développement, sur une certaine étendue, une fusion de leurs cavités, qui sont séparées au devant et en arrière de ce point. Elle constitue une indication du sac commun qui, chez les marsupiaux, émet les canaux du vagin.

Cette fusion de la cavité intérieure des deux canaux primitifs se prolonge, chez les mammifères placentaires, vers l'extrémité du cordon génital, et constitue ainsi un canal simple (génital) qui débouche dans le sinus uro-génital.

Nous avons, en définitive, deux canaux qui, commençant par être séparés, se réunissant ensuite sur une étendue plus ou moins longue en une portion unique, proviennent des conduits de Müller, primitivement tout à fait distincts.

Les différentes parties servent à diverses fonctions, par suite de la différenciation variable de leurs parois.

Le commencement de ces canaux près de l'ovaire ayant des parois minces ne représente jamais que l'*oviducte.*

La portion qui suit, ayant un calibre plus grand, des parois musculaires, et qui appartient d'abord à la portion paire, ensuite à celle-ci et à la portion impaire ensemble, finalement à la portion impaire seule, constitue l'*utérus*.

La dernière portion, toujours impaire, constitue le *vagin*.

D'où il suit que l'utérus présente les variations les plus grandes.

Deux utérus séparés débouchent sur un vagin unique dans beaucoup de rongeurs, les lièvres, les lapins, les rats, les souris.

La même chose a lieu chez l'ornithorinque.

Chez d'autres rongeurs, les deux utérus ne se réunissent que sur un court espace et s'ouvrent ainsi dans le vagin par un orifice commun (cavia, cœlogenys).

L'utérus du porc est presque entièrement construit sur le même plan.

Viennent ensuite les diverses sortes d'utérus, simples à leur partie moyenne, mais prolongées sur les côtés, en cornes, qui se continuent avec les oviductes. Cette disposition a ceci de particulier, c'est que la corne est généralement d'autant plus longue qu'il se développe plus d'œufs dans son intérieur. Telle est la forme qu'affecte tant la matrice à cornes droites des chiens, des chats, des chauves-souris, des phoques, que celle à cornes recourbées de haut en bas du porc, du hérisson, de la taupe.

Chez les mammifères, tels que les ruminants et les solipèdes, qui ne font ordinairement qu'un seul petit à la fois, les cornes de l'utérus sont courtes et semblent n'être en quelque sorte que des appendices ou prolongements de la partie moyenne; cependant le corps de l'utérus offre encore dans les ruminants, la vache et la brebis, une cloison incomplète qui n'existe point chez les solipèdes.

Nous arrivons enfin à la dernière des formes principales de l'utérus, celle des utérus simples, triangulaires ou ovoïdes, que l'on rencontre d'abord dans les fourmiliers et les tatous, ainsi que dans les paresseux, où cependant elle est configurée de telle sorte que son orifice ne forme ni un museau de tanche proprement dit ni un col utérin. La matrice se rapproche davantage de celle de la femme dans quelques cheiroptères, où elle prend une forme arrondie pendant la gestation, et dans plusieurs singes, où l'analogie ne porte pas seulement sur la configuration, mais s'étend encore à la structure des parois.

Les différences qui se montrent dans les proportions des cornes et de l'utérus entraînent aussi des différences dans la longueur du vagin, dont la muqueuse présente de nombreuses modifications.

Son orifice dans le sinus uro-génital est parfois caractérisé par un repli temporaire de la muqueuse (valvule vaginale ou hymen). On l'a observée chez les ruminants, les carnivores, mais ce n'est que chez les singes qu'elle se présente dans les conditions où elle existe dans l'espèce humaine.

Il se conserve des restes des reins primordiaux et de leurs canaux, contenus dans le cordon génital, sur le côté de l'utérus ou dans les replis péritonéaux qui unissent l'ovaire à l'utérus : *canaux de Gaertner*, qui, chez l'*échidné*, accompagnent l'utérus et s'ouvrent dans le sinus uro-génital, mais ailleurs n'existent que par places.

Chez beaucoup de mammifères mâles, les rudiments

des canaux de Müller débouchent dans le sinus uro-génital.

Ils consistent en une sinuosité simple ou double, ou finissent en deux canaux qui correspondent à un sinus génital rudimentaire ressemblant à celui des femelles, et qui a été appelé *utérus masculin*.

Parfois une portion de ce dernier fait partie du sinus génital mâle, car les canaux séminaux peuvent y déboucher.

Ces dispositions sont des plus apparentes chez les rongeurs, mais ne manquent pas entièrement chez les autres mammifères. Chez l'homme, c'est la vésicule prostatique.

CLOAQUE. — La réunion des canaux excréteurs des appareils urinaire et reproducteur avec l'extrémité du canal intestinal, dans ce que nous avons nommé plus haut le *cloaque*, est très fréquente dans les divisions inférieures. Cet état persiste chez les poissons, les oiseaux, et même encore parmi les mammifères, chez les monotrèmes, tandis que, chez les autres, il ne se présente que temporairement.

Cette partie produit, soit par des modifications de ses parois, soit par le développement de nouvelles parties, divers organes servant à l'accouplement, et qui se rencontrent également dans les deux sexes, mais à différents degrés de développement.

Chez les *sélaciens* et les *chimères*, parmi les poissons, on observe des changements particuliers apportés à une portion des nageoires ventrales des mâles qui leur permettent de jouer le rôle d'organes copulateurs. C'est un exemple d'adaptation aux fonctions reproductrices d'un organe qui leur était d'abord étranger. Elle doit être distinguée rigoureusement de celles qui se sont produites aux dépens des parties des conduits déférents primitifs ou de leurs parois.

Un indice d'un organe copulateur se remarque chez les amphibiens sous la forme d'une papille faisant saillie dans le cloaque. Mais c'est seulement chez les *reptiles* que les conformations de ce genre, dépendant de la paroi du cloaque, commencent à servir à l'acte de l'accouplement.

Ces organes sont construits d'après deux types différents :

1° Chez les serpents et les lézards, les organes copulateurs ne diffèrent, dans les deux sexes, que par leur ampleur. En connexion directe avec la paroi postérieure du cloaque, se trouvent deux tubes contenus dans des cavités particulières de forme allongée, placées le long de la queue.

L'extrémité postérieure fermée de ces tubes se bifurque, et est là en rapport avec des muscles qui peuvent les refouler vers le cloaque, et de là au dehors; chez le mâle, ils montrent un sillon superficiel commmençant à l'orifice du conduit séminal.

Une disposition analogue s'observe chez les oiseaux : chez l'autruche à trois doigts, les canards et les oies, il y a un tube à parois fermes, protractile qui, lors de son expansion, porte un sillon conduisant au cloaque, mais est rétractile, non sous l'action des muscles, mais sous celle d'un tendon élastique.

2° Dans l'autre type, les éléments des organes copulateurs sont exclusivement formés de tissus fibreux et caverneux. Toute partie protractile disparaît, le pénis est essentiellement constitué par deux corps fibreux qui, naissant par leur base la plus large de la paroi du cloaque, et étroitement réunis entre eux, sont recouverts d'une muqueuse.

A l'extrémité des corps fibreux peut se trouver du tissu caverneux formant un bourrelet érectile qui rappelle la conformation du pénis des mammifères.

La conformation des organes copulateurs des mammifères ne se rattache que d'une manière générale à celle des reptiles, et, sous ce rapport, les monotrèmes se séparent des autres d'une façon très tranchée.

Leurs organes consistent en un pénis court, formé de deux corps érectiles situés dans une poche débouchant dans le cloaque. Il peut, au moyen d'un muscle, être rapproché du canal uro-génital, et recevoir le liquide spermatique par une ouverture placée à sa base dans le voisinage de l'orifice du sinus uro-génital dans le cloaque.

Les organes copulateurs entrent en rapport plus étroit avec le sinus uro-génital par la séparation de l'orifice du cloaque en deux ouvertures.

Le cloaque diminue de profondeur à mesure que l'embryon grandit, et la cloison entre l'ouverture du cloaque et le canal uro-génital formé par l'extrémité inférieure de l'ouraque, devenant plus nette, les orifices qui occupaient le fond du cloaque finissent par se trouver à la surface du corps.

Chez un grand nombre de mammifères, les deux orifices restent voisins et sont même entourés de replis communs, de la peau. C'est très visible, surtout chez les marsupiaux, qui ont un sphincter commun à l'anus et à l'orifice uro-génital, et les rongeurs.

Le sinus uro-génital présente dans les deux sexes, différents états de développement adoptés à leurs fonctions respectives. Il reste à un état inférieur dans le sexe femelle, où il ne représente qu'une cavité élargie, mais plus profonde, qui est le vestibule du vagin. Dans le sexe mâle, il devient un canal étroit, mais long, l'*urètre*.

CHAPITRE IV

DES VICES DE CONFORMATION DE L'UTÉRUS ET DU VAGIN

Les notions que l'on possède actuellement sur le développement de l'appareil génital ont jeté un grand jour sur les nombreuses et fréquentes anomalies dont cet appareil est le siège. Des travaux considérables ont été faits sur la tératologie de l'utérus et de ses annexes ; nous ne pourrons que les analyser et les reproduire. Nous citerons surtout Fœrster, Kusmaul, Léon Lefort, Klob. Ils ont tous montré que chaque vice de conformation, chaque anomalie correspond à un point d'arrêt dans le développement normal ; en un mot, les états tératologiques permanents représentent des états embryonnaires transitoires.

Cette étude tératologique est intéressante, en ce qu'elle vient, d'une part, corroborer les faits que nous enseigne l'embryologie, et que, d'autre part, on retrouve dans chacune des anomalies une disposition qui est normale dans certains autres vertébrés, si bien que l'on pourrait considérer ce chapitre comme une répétition du précédent où nous avons esquissé l'anatomie comparée du système génital.

Hermaphrodisme. — Un point capital, sur lequel on ne saurait trop insister, c'est la différence qui existe entre le développement des organes génitaux internes et externes. Rappelons-nous qu'au début l'embryon est hermaphrodite. Il possède à la fois des glandes génitales mâles et femelles ; c'est la période de l'indifférence sexuelle; mais bientôt, dès que le sexe se dessine, l'un des systèmes se développe pendant que l'autre s'atrophie.

Il n'en est pas de même des organes génitaux externes, qui, dès le début, sont simples, et évoluent suivant le type mâle ou femelle, selon la différenciation sexuelle qui s'est opérée au niveau des organes internes; de telle sorte que si l'on peut concevoir un hermaphrodisme complet constitué par la persistance des deux glandes mâles et femelles, et de leurs conduits d'excrétion, il sera néanmoins impossible de trouver les deux types sur les organes génitaux externes, qui, n'étant jamais doubles, ne peuvent que substituer un développement mâle à un développement femelle, et réciproquement, mais ne sauraient en aucune façon se superposer l'un à l'autre. En d'autres termes, tandis que l'organe germinateur mâle et l'organe germinateur femelle peuvent exister simultanément, il ne peut y avoir à la fois un clitoris et un pénis, une vulve et un scrotum. Cette considération est importante, car elle démontre qu'on ne peut pas trouver un hermaphrodisme complet, qu'il n'existe aucune disposition qui permette à l'hermaphrodite de se féconder lui-même, ou de jouer vis-à-vis d'un hermaphrodite pareil simultanément le rôle de mâle et de femelle comme cela arrive chez certains animaux inférieurs.

Si donc les glandes génitales, au lieu d'évoluer dans un sens ou dans un autre suivant le type normal, subissent une perturbation dans ce processus évolutif, il en résultera consécutivement certaines modifications dans le reste du système génital, modifications que l'on peut ranger dans trois catégories.

Le premier genre équivaut à un manque de sexe, à une neutralité de l'individu;

Le deuxième, à un hermaphrodisme vrai;

Le troisième, à un hermaphrodisme apparent.

1° Neutralité. — Il peut y avoir absence, état rudimentaire, imperfection ou arrêt de développement avec persistance d'une forme embryonnaire de tous les organes ou d'une partie des organes constituant l'appareil génital. De là résultent des dispositions qui, mettant l'individu dans l'impossibilité d'accomplir les fonctions dévolues aux organes manquants, équivalent à la privation absolue du sexe, et assimilent, par exemple, la femme qui en est atteinte à ces femelles d'insectes (abeilles, fourmis) que l'absence, l'état rudimentaire ou l'atrophie originelle de leur appareil générateur fait distinguer sous le nom de *neutres*, eu égard à la fonction sexuelle, et d'*ouvrières*, eu égard à leur fonction sociale.

Suivant l'organe qui fait défaut, c'est tantôt l'absence de germination, de formation du germe, d'ovule, que l'on observe, tantôt la fécondation, c'est-à-dire la rencontre des deux éléments mâles et femelles, qui est empêchée par suite des obstacles apportés par ces arrêts de développement à la copulation, tantôt l'incapacité de gestation par l'absence de l'utérus lui-même.

2° En opposition à cette neutralité sexuelle se place la bisexualité, l'hermaphrodisme vrai, comme chez les espèces animales inférieures, mais qui existe aussi réellement dans l'espèce humaine, ainsi que le démontrent certaines observations, principalement celles de Rokitansky et de Heppner.

Rokitansky a présenté en 1869, à la Société de médecine de Vienne, les résultats de l'autopsie d'un nommé Hoffmann, chez lequel il trouva deux ovaires avec leurs trompes, un utérus rudimentaire, et, de plus, un testicule avec canal déférent contenant des spermatozoïdes. Cet individu était régulièrement menstrué, avait un pénis imperforé, et un scrotum bifide. Heppner (de Saint-Pétersbourg) a publié l'autopsie d'un hermaphrodite de six semaines, conservé dans l'alcool depuis plusieurs années. Il a trouvé chez cet enfant, annexés à un appareil génital interne femelle complet (ovaires et trompes, utérus, vagin s'ouvrant dans l'urètre), deux glandes que l'examen a démontré être deux testicules. Il existait un pénis d'hypospade et une prostate. Il n'y avait ni vésicules séminales, ni canaux déférents.

3° Dans la plupart des cas, l'hermaphrodisme est apparent, et tantôt il consiste dans une malformation de l'appareil génital mâle, qui, arrêté dans son développement, donne l'apparence d'un appareil génital féminin ; tantôt, au contraire, un excès de développement des organes femelles, tel que la descente de l'ovaire dans l'épaisseur de la grande lèvre, l'hypertrophie du clitoris, la soudure des lèvres du sillon génital, en somme, une disposition rappelant les organes génitaux externes de l'homme.

Outre ce genre d'anomalies, en rapport surtout avec les phénomènes de croissance ou de rétrogradation de la glande génitale, il en existe d'autres portant spécialement sur l'appareil excréteur, c'est-à-dire la trompe, l'utérus et le vagin. Leurs variétés sont nombreuses, e sont en rapport intime avec l'époque où l'arrêt de développement s'est produit. Nous pourrions donc classer et étudier ces déformations d'après les différentes périodes de la vie embryonnaire ; il nous paraît cependant plus simple de prendre à part et d'étudier successivement les anomalies portant sur chacune des trois parties de l'appareil génital, qui doivent nous occuper.

Anomalies de la trompe. — L'absence ou l'état rudimentaire des trompes coïncide le plus souvent avec une lésion de même ordre du côté de l'utérus. Dans les cas d'utérus unicorne, l'oviducte n'existe ordinairement que du côté sain et fait défaut de l'autre. Les trompes peuvent être seulement à l'état d'indices, ou se présenter sous l'aspect de cordons solides plus ou moins développés, occupant le bord supérieur du repli péritonéal correspondant. Dans d'autres cas, le canal tubaire paraît bien développé, mais il est imperforé, anomalie qui coexiste toujours avec l'absence ou le développement embryonnaire de l'utérus.

Le pavillon est sujet à une foule de variétés, la plus intéressante consiste dans la présence de pavillons surnuméraires, décrits par Richard, et au nombre de deux ou trois, siégeant sur le tiers supérieur de l'organe.

Anomalies de l'utérus. — Les anomalies de l'utérus sont nombreuses et variées, mais en même temps d'une interprétation facile ; grâce à la connaissance exacte que l'on a du développement de cet organe :

Selon que l'un ou l'autre des canaux de Müller manque ou s'atrophie de bonne heure, ou que leur fusion est complètement ou partiellement entravée, on voit se développer ces différentes variétés.

Les anomalies qui se produisent pendant les quatre ou cinq premiers mois de la vie fœtale sont à la fois les plus nombreuses et les plus intéressantes.

1° Les cas d'absence complète des organes génitaux internes sont rares, quelques auteurs même les ont niés; en effet, on trouve presque toujours à la place de l'utérus absent des tractus fibro-musculaires, et même un utérus microscopique. Dans certains cas, l'organe a encore la forme d'un utérus, mais il manque de cavité ; dans d'autres cas, les deux trompes sont réunies par une espèce d'arc, sans rien qui rappelle le col. Les autres organes peuvent ne pas participer à l'atrophie de l'utérus, le vagin exister et se terminer en cul-de-sac, les organes génitaux externes être absolument normaux.

2° *Utérus doubles.* — Les utérus doubles présentent plusieurs variétés :

L'*utérus duplex* (fig. 8), caractérisé par un col unique et deux cornes à partir du col.

Les conduits de Müller, en contact l'un avec l'autre au niveau du cloaque, au lieu de s'adosser, restent séparés dans toute la partie qui devra former le corps de l'utérus, et ne se souder qu'au niveau du col.

3° *Utérus bicornis.* — La jonction des canaux de

Müller s'est effectuée presque complètement, sans arriver pourtant au type normal et sans atteindre le niveau de la naissance des ligaments ronds. On a ainsi un utérus dont le fond est creusé d'un sillon plus ou moins profond qui divise la partie supérieure seulement de l'organe en deux portions renflées sous forme de cornes se continuant avec les trompes.

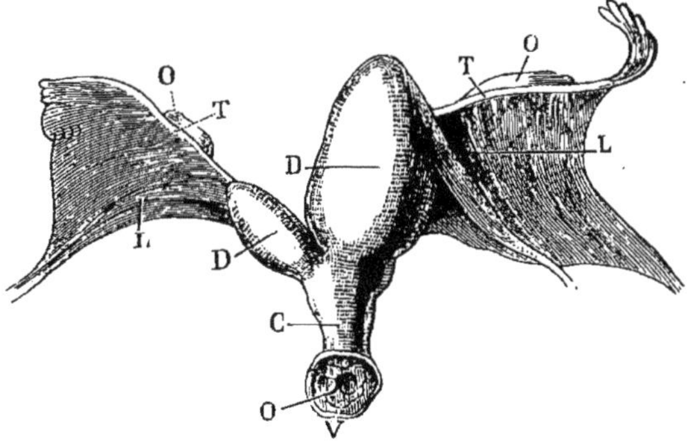

Fig. 8. — Utérus duplex chez une femme ayant succombé six semaines après l'accouchement, d'après Cruveilhier.

O. O, Ovaires ; — T. T, Trompes ; — D, D, Cornes utérines dont l'une, beaucoup plus développée, avait contenu le fœtus ; — C, Col unique ; — O, Orifice externe ; — V, Vagin unique ; — L, L, Ligaments ronds.

4° *Utérus septus* (fig. 9). — Dans cette variété, la première partie de l'évolution formative s'est faite régulièrement, l'organe possède à l'intérieur sa configuration normale ; mais la seconde partie, celle qui consiste dans la fusion en un seul des deux conduits utérins par la disparition des parois adossées des tubes de Müller, ne s'est pas accomplie. La cavité est divisée en deux par une cloison médiane ; les deux cavités s'ouvrent séparément dans le vagin.

5° *Utérus subseptus* (fig. 10). — Dans d'autres cas, la partie inférieure de la cloison s'est résorbée, mais le fond de l'utérus présente encore à l'intérieur une portion plus ou moins longue de la cloison primitive. Les deux cavités des cornes utérines, séparées en haut, communiquent en bas dans une étendue plus ou moins grande. Dans ce cas, l'orifice cervical est simple.

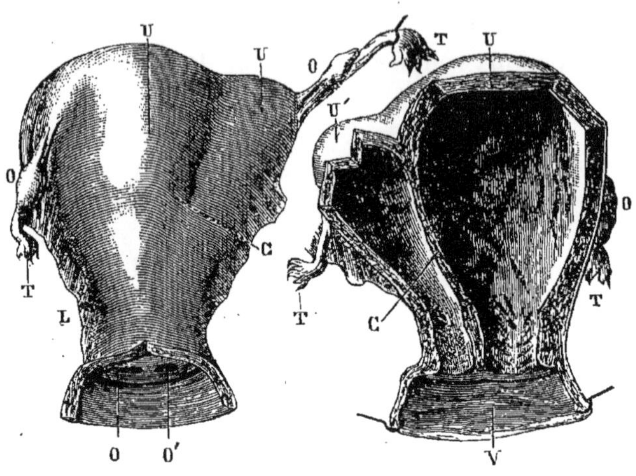

FIG. 9. — Utérus septus peu de jours après l'acouchement (Cruveilhier).

Vu à l'extérieur, par sa face postérieure.

O,O, Ovaires; — T,T, Trompes; — I, Débris du ligament large; — O,O', Orifice double du col utérin.

Le même, ouvert par sa face antérieure.

V, Cavité gauche; — U', Cavité droite, — C, Cloison; — V, Vagin unique.

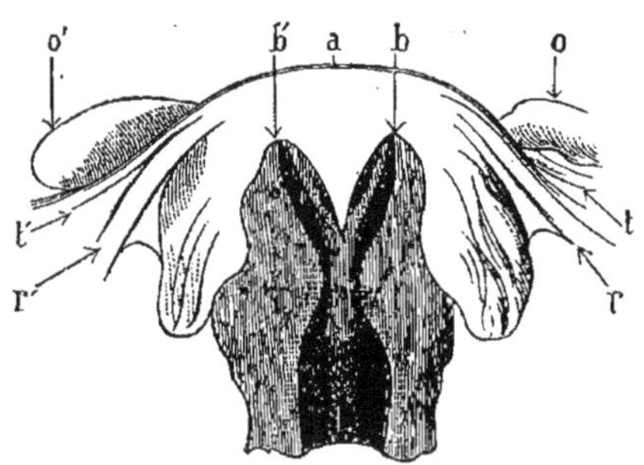

FIG. 10. — Utérus subseptus (Cruveilhier).

a, Fond de l'utérus présentant extérieurement son aspect normal; — *b,b'*, Cavité utérine divisée en deux par une cloison médiane; — *o,o'*, Ovaires; — *t,t'*, Trompes; — *r',r*, Ligaments ronds.

6° *Utérus didelphis* (fig. 11). — Les conduits de Müller restent séparés dans toute la partie qui devra former l'utérus; chacun de ces conduits poursuit cependant l'évolution qui le creuse en une cavité. Il se formera ainsi

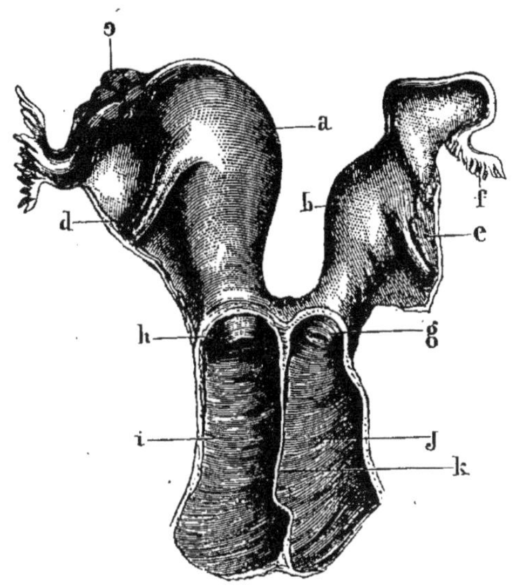

Fig. 11. — Utérus et vagin doubles (Olivier).

a, Cavité droite ; — *b*, Cavité gauche ; — *o*, Ovaire droit ; — *d*, Ligament rond ; — *f*, Trompe gauche — *e*, Ligament rond gauche ; — *g*, Col gauche, — *j*, Vagin gauche ; — *h*, Col du côté droit ; — *i*, Vagin droit ; — *k*, Cloison séparant les deux vagins.

deux utérus distincts, mais qui ne représenteront chacun qu'une moitié d'utérus normal ; chaque corne possède une trompe, un ovaire et un ligament rond. Le plus souvent il y a en même temps deux vagins.

7° *Utérus unicorne* (fig. 12). — Il résulte de l'atrophie ou de l'arrêt de développement d'un des canaux de Müller.

L'utérus peut avoir, à peu près sa forme normale, mais il se compose d'une moitié d'organe ; l'autre est à l'état rudimentaire. Si le canal de Müller s'est atrophié dans toute son étendue, la trompe et l'utérus, de ce côté, ne sont représentés que par un cordon fibro-musculaire, ou bien l'atrophie et l'oblitération du canal n'existe que sur un point.

L'utérus unicorne présente parfois un aspect globuleux; d'autres fois, il est conique ; et alors le sommet du cône se trouve situé en haut, contrairement à ce qui existe pour l'utérus normal. L'ovaire, du côté atrophié, manque souvent, le vagin peut être retréci.

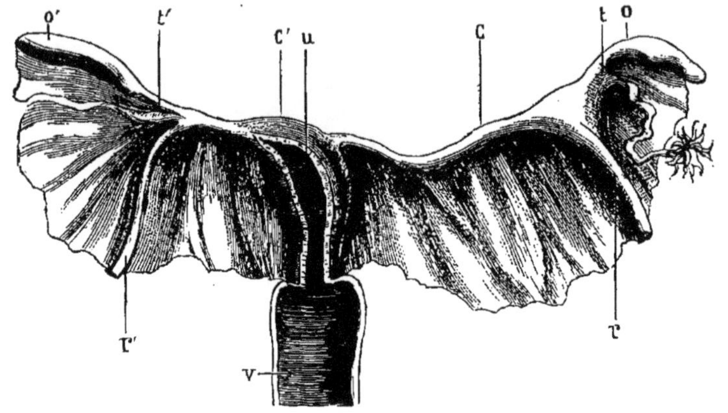

FIG. 12. — Uterus unicorne,

u, Cavité utérine ouverte; — *c'*, Corne droite ayant atteint son développement ; — *o'*, ovaire droit; — *t'*, Trompe droite; — *r'*, Ligament rond droit ; — *v*, Vagin ; — *c*, Corne gauche rudimentaire ; — *o*. Ovaire gauche ; — *t*, Trompe gauche ; — *r*, Ligament rond gauche.

Tels sont les vices de conformation qui peuvent atteindre l'utérus, par un arrêt de développement se produisant avant qu'il ne se soit constitué comme organe nettement individualisé, c'est-à-dire avant le quatrième ou le cinquième mois. Mais avant qu'il ait atteint tout son développement, c'est-à-dire jusqu'à la puberté, il peut encore être le siège d'un arrêt dans son évolution formative.

C'est ainsi que, chez la femme adulte, il peut présenter les caractères qu'il possède chez l'enfant nouveau-né. Au lieu de revêtir sa forme conoïde, il est resté cylindrique. Le col en constitue la presque totalité, la cavité du corps est encore rudimentaire, le museau de tanche fait à peine saillie dans le vagin. Les ovaires peuvent être rudimentaires ou normaux, et fonctionnent activement. Le vagin est court, étroit, ou atteint des proportions normales. C'est l'*utérus fœtal*.

Si l'arrêt de développement porte sur l'utérus après la naissance, on a l'*utérus infantile* qui diffère de l'utérus fœtal par quelques points ; par exemple, en ce que, dans l'utérus fœtal, l'arbre de vie remonte jusqu'à l'extrémité supérieure de la cavité, et cesse, au contraire, plus bas, dans l'utérus infantile.

Sous le nom d'*utérus pubescent*, on décrit un utérus resté dans un état intermédiaire entre l'utérus infantile, et celui de la jeune fille au début de la période d'activité sexuelle.

On n'observe plus la prédominance du col sur le corps, les deux régions se partagent l'utérus à peu près également. Le volume est moindre qu'à l'état normal ; mais l'aspect général est à peu près le même.

Anomalies du vagin. — Si tous les auteurs sont d'accord sur le mécanisme de la production des anomalies de l'utérus, on ne pourrait en dire autant pour le vagin ; ce qui s'explique par le défaut d'entente au sujet du développement de cet organe.

Nous donnons ici la classification de de Synety, qui est à peu près la même que celle de Lefort. On peut diviser ces anomalies en cinq classes principales :

1° Absence du vagin ou vagin rudimentaire ;

2° Ouvertures anormales du vagin ;

3° Vagins à cloisons transversales ;

4° Vagins à cloisons longitudinales ;
5° Étroitesse du vagin.

1° L'absence et l'état rudimentaire du vagin, coïncident le plus souvent avec une anomalie semblable du côté de l'utérus. On trouve à la place du vagin un cordon fibreux continu, ou creusé d'une cavité dans sa partie supérieure. La portion fibreuse peut aussi être située entre deux cavités terminées en cul-de-sac.

2° Les ouvertures anormales du vagin doivent être attribuées à un arrêt de développement amenant la persistance du cloaque. Tantôt le cloaque est incomplet, tantôt il est complet. Le premier peut être uro-vaginal, ou recto-vaginal, et, par suite, le vagin s'ouvre soit dans la vessie, soit dans le rectum. Le second est parfois compliqué d'éventration abdominale, d'exstrophie de la vessie; d'autres fois, il existe sans aucune autre anomalie.

3° Il peut exister une cloison transversale plus ou moins épaisse, membraneuse, complète, incomplète, annulaire ; elle peut être due aussi à l'imperforation de l'hymen.

Le siège de la membrane obturatrice, a une signification au point de vue de la différence d'origine. La membrane dépendant de l'hymen est située à l'extrémité inférieure du vagin. La cloison résultant de la persistance sur un point de la division longitudinale embryonnaire est toujours placée plus ou moins au-dessus de cette extrémité, ordinairement à l'union du tiers supérieur avec les deux tiers inférieurs.

L'épaisseur de la cloison est variable et elle peut être complète ou incomplète.

4° Les vagins doubles, c'est-à-dire séparés par une cloison longitudinale complète, s'accompagnent le plus souvent d'une division semblable de l'utérus. Il existe ordinairement dans ces deux cas deux hymens. Les deux conduits ne sont pas toujours parallèles ; le gauche étant situé sur un plan plus antérieur que le droit.

Cette cloison longitudinale peut être complète ou incomplète, et le siège de la communication, dans ce cas, est variable.

Dans les cas d'utérus unicorne, le vagin est souvent double ; mais le vagin correspondant à l'utérus atrophié est alors rudimentaire, ou bien avec un utérus unicorne coexiste un vagin unilatéral.

5° L'étroitesse du vagin peut résulter de cette disposition unilatérale. Elle peut aussi être la suite d'un arrêt de développement, ayant atteint l'organe, après la naissance ; et alors il y a en même temps un utérus fœtal ou infantile.

Le développement du vagin aux dépens de la partie inférieure des canaux de Müller, d'abord séparés, puis accolés, et séparés par une cloison qui ne tarde pas à se résorber pour donner naissance à un conduit unique, donne bien l'explication de ces différentes anomalies, sauf pour le cloisonnement transversal. La théorie qui fait dériver le vagin d'une cavité creusée par résorption au milieu du blastème qui sépare le rectum de la vessie y répondrait d'une manière plus satisfaisante, mais elle est impuisante à expliquer le cloisonnement longitudinal, que l'on comprend, au contraire, très aisément, grâce à la persistance de la cloison séparant les deux canaux de Müller accolés.

Anomalies de l'hymen. — L'hymen, qui se trouve à la limite de la zone génitale externe et de la zone moyenne, présente des anomalies fort intéressantes à connaître par les rapports qui les rattachent souvent à des anomalies ou à des altérations des organes profonds.

Les deux plus importantes, l'une au point de vue clinique, l'autre au point de vue embryogénique sont l'imperforation et la duplicité. Nous n'avons point à revenir sur cette dernière ; nous avons vu que l'hymen n'est autre chose que la terminaison des canaux de Müller, s'ouvrant au sommet d'un tubercule sur la paroi du sinus uro-génital. Il doit donc y avoir au début deux hymens, et la duplicité n'est autre chose qu'un arrêt de développement à cette époque.

L'imperforation de l'hymen se manifeste au moment de la puberté par l'obstacle qu'elle apporte à l'issue du sang menstruel. Son importance est toute clinique.

FIN

INDEX BIBLIOGRAPHIQUE

BALBIANI. — *Leçons sur la génération des vertébrés*, 1879.

BALFOUR ET SEDWICK. — On the existence of a Head-Kidney in the Embryo-chick, etc. *Studies fr. the morpholog.* Laboratory of Cambridge, 1880.

BANKS. — *On the Wolfian bodies and their remains in the adulte.* Edinburgh, 1864.

BEAUREGARD. — *Contribution à l'étude du développement des organes génito-urinaires.* Thèse, Paris, 1877.

BISCHOFF. — Développement de l'homme et des mammifères, in *Encyclopédie anatomique.* Traduction Jourdan, 1843.

BORNHAUPT. — *Untersuch. über Entwick. des Urogenitalsystems beim Hühnchen.* Riga, 1867.

BORSEN KOW. — Genitalalange des Hühnchens. *Bulletin de la Société impériale des naturalistes de Moscou*, 1871.

BRAUN. — Urogenitalsystem der Reptilien. *Arb. aus d. Zool.-Zoot. Institut in Würzburg*, IV.

BURDACH. — *Traité de physiologie.*

BUDIN. — *Progrès médical*, 1879.

CADIAT. — Formation du cloaque chez le poulet. *Compte rendu*, t. LXXXVI.

CENTRALBLATT. — *Für Gynœkologie*, 1878. Discussion sur la formation du vagin.

COSTE. — *Histoire du développement des corps organisés*, 1847-1859.

COURTY. — *Annales cliniques de Montpellier*, 1855. Des différences que présente l'organisation du corps humain dans les deux sexes.

COURTY. — *Traité des maladies des femmes*, 1880.

DELAUNAY. — *Cloisonnement du vagin.* Thèse, Paris, 1879.

DORHN. — Ueber die Müller'schen Gänge, und die Entwicklung des Uterus. *Monatschrift für Geburtskunde.* T. XXXIV, 1869.

DORHN. — Développement de l'hymen. *Bulletin de la Société des sciences naturelles de Marburg.* Suppl. I du 10e vol. Kassel.

DUPONT. — *Étude sur le développement des organes génito-urinaires.* Thèse, Paris, 1877.

M. DUVAL. — Développement de l'appareil génito-urinaire de la grenouille. *Revue des sciences naturelles de Montpellier*, août 1882.

—— Art. ovaire, in *Dictionnaire de Jaccoud.*

FARRE. — Art. Uterus, in *Fodds cyclopædia of Anatomy*, t. suppl., 1858.

FOSTER ET BALFOUR. — *Eléments d'embryologie*, 1874.

FURBRINGER. — Urogenitalsystem d. Wirbelth. *Morphologisches Jahrbuch.* 1878.

GAERTNER. — *In Meckels Archiv.* 1822.

GASSER. — Entwick d. Wolff'schen Ganges. *Archiv. für mikrosc. Anat.* XIV.

GASSER. — Ueber die Entwicklung der Müller'schen Gänge. *Sitzunsgber, d. Gesellschaft zur Beförderung d. Naturwissenschaften zu* Marburg 1872.

GASSER. — *Beiträge zur Entwick. der Allantoïs der Müller'schen Gänge und des After.* Francfort-sur-Mein, 1874.

GEGENBAUR. — *Anatomie comparée.*

GEOFFREOY-SAINT-HILAIRE. — *Histoire des anomalies de l'organisation.*

GŒTTE. — Die Urnieren, *in Entwick. des Unke.* Leipzick, 1875.

HÆCKEL. — *Anthropogenie.*

HUXLEY. — *Éléments d'anatomie comparée.* Paris, 1878.

KÖLLIKER. — *Traité d'embryologie.*

KOWALESKY. — *Die Bildung der Urogenitalange des Wolff'schen Ganges beim Hühner-Embryonen.* Warschau, 1875.

KUPPFER. — Untersuch. über d. Entwick d. Harn und Geschlechtssystems. *Archiv. f. Mikrosc. Anat.* II, 1866.

LANGENBACHER. — Beitrag zur Kenntniss der Wolffs'chen und Müller'schen Gänge bei Saügern. *Archiv. für mikroscop Anatomie*, 1882.

LEDRU. — *Hymen.* Thèse Paris, 1855.

LEUCKART. — Art. Zeugang, in *R. Wagners Handbuch der Physiol.*, 1853.

LÉON LEFORT. — *Des vices de conformation de l'utérus et du vagin et des moyens d'y remédier.* Thèse d'agrégation. Paris, 1863.

LONGET. — *Traité de physiologie.*

MARTIN-SAINT-ANGE. — Etude sur l'appareil reproducteur dans les cinq classes d'animaux vertébrés. *Mémoire des savants étrangers*, XIV.

MULLER. — *Die Bildungsgeschichte d. Genitalien*, 1830.

POUCHET. — Étude sur le développement des organes génito-urinair.s. *Annales de gynécologie*, 1876.

PUECH. — *Annales de gynécologie*, 1878, t. IX.

RATHKE. — Beiträge zur Geschichte d. Thierwelt (aus den *Danziger Schriften*).

CH. ROBIN. — *Leçons sur l'origine embryogénique des éléments et des systèmes organiques.*

ROMITI.— Eierstock und Wolff'sch. Gang, *Archiv. f. mikrosc. Anat.* XI, 1873.

ROUGET. — *Recherches sur le type des organes génitaux et de leurs appareils musculaires.* Paris, 1855.

ROZE. — *Hymen.* Thèse. Strasbourg, 1865.

REICHERT. — Ueber Müllers'che u. Wolff'sche Gänge bei Fischembryonen. *Müller's Archiv.* 1837.

DE SYNETY. — *Traité de gynécologie.*

SCHENK. — *Lehrbuch der vergleich. Embryologie der Wirbelthiere*, Wien, 1874.

SEDGWICK. — Development of the kidney. *Quat. journ. of microsc. science*, 1880.

SEDGWICK. — Development of the Kidney in relation to the Wolffian body in the chick. *Quat. journ. of microsc. science,* 1880. Cambridge university.

SEMPER. — *Das Urogenitalsystem der Plagiostomen.* Leipzig, 1875.

SPENGEL. — Das Urogenitalsystem der Amphibien. *Arbeit. a. d. zool.-zoot. Institut in Würzburg*, III, 1876.

SERNOFF. — *Centralblatt f. medicin. Wissenschaft*, 27 juin 1874.

THIERSCH. — Entwchickl. d. Geschechtsorgane. *Illust. med. Zeitung*, 1852, t. ., p. .

VIAULT. — *Du corps de Wolff.* Thèse d'agrégation (section d'anatomie et de physiologie), soutenue à la Faculté de médecine de Paris le 23 juillet 1880.

VALDEYER. — *Ei und Eierstock.* 1870.

WITTICH. — Beiträge d. Entwickl. d. Harn- u. Geschechtswerkzeuge, p. Nachten. *Amphibien, Zeitschr. d. Wiss. Zool.*, 1853, t. IV.

WOLFF. — *Theoria generationis.* Dissertation inaugurale, Halle, 1759.

— formatione intestinorum, Observationes in ovis incubatis institutæ. (*Novi comment. Petropolit.* 1767-1768, XII et XIII.)

TABLE DES MATIÈRES

LYON — IMPRIMERIE PITRAT AINÉ, 4, RUE GENTIL.

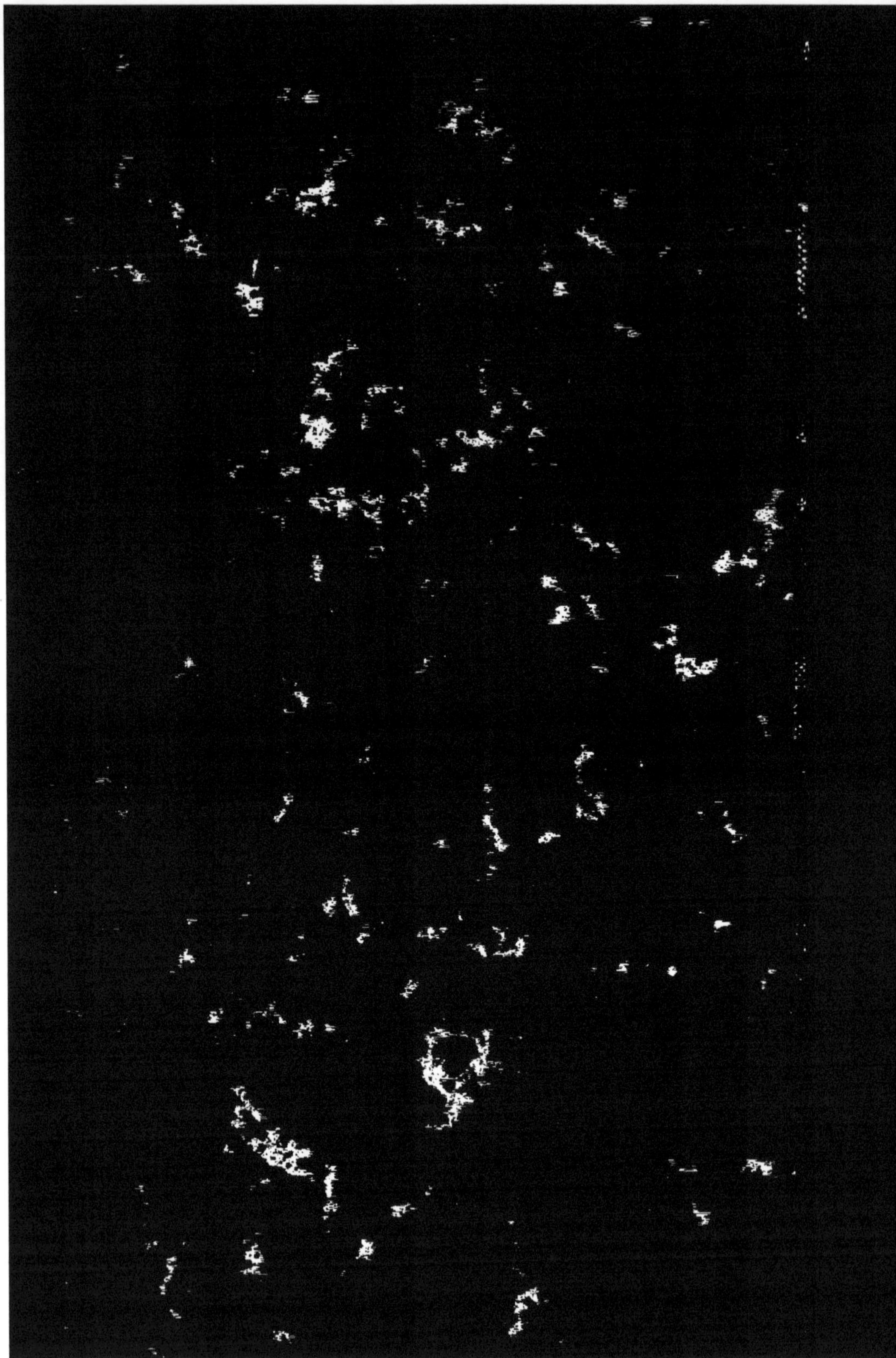

www.ingramcontent.com/pod-product-compliance
Ingram Content Group UK Ltd.
Pitfield, Milton Keynes, MK11 3LW, UK
UKHW012235240726
13966UKWH00003B/1108